ねころんで読める

処置時の 鎮静・鎮痛

**患者も医療者もラクになる！
米国式PSAガイド**
Procedural Sedation & Analgesia

Nekoronde Yomeru Series

乗井達守 著
Tatsuya Norii
Department of Emergency Medicine,
University of New Mexico Health Sciences Center

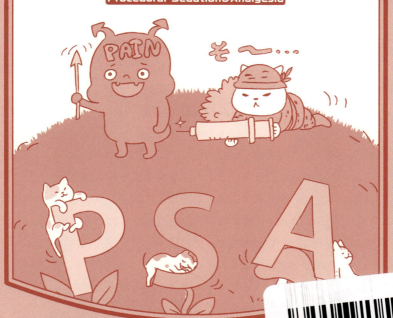

MC メディカ出版

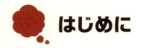 **はじめに**

By failing to prepare, you are preparing to fail
「準備を怠ることは、失敗する準備をしているようなものだ」
　　——ベンジャミン・フランクリン（アメリカ合衆国建国の父の一人、科学者、発明家、音楽家、政治家）

　アメリカの歴史や法システムを見ると、アメリカ合衆国建国の父と呼ばれる人たちは、多くの事態を想定し、準備をしていたのだと感慨深く感じます。国民が誰を大統領や国会議員に選んでも、国が簡単には崩壊しないように、さまざまな仕掛けがあります。私自身、この格言が好きなので、本書の1章7にも登場します。

　遅くなりましたが、本書をお手に取っていただきありがとうございます。あなたは麻酔科医でしょうか？ 研修中の医師や看護師さん、もしかして患者さんかもしれません。難しそうな始まり方をしましたが、これは誰であっても肩肘張らずにリラックスして読んでいただける本です。

　本書のタイトルである「処置時の鎮静・鎮痛」とは、そもそもなんでしょうか？ 英語では、「Procedural（処置の）Sedation（鎮静）and Analgesia（鎮痛）（PSA）」と表記されます。シンプルに言うと、処置の際に患者さんが快適に受けられるよう、鎮静や鎮痛を行うことです。PSAにも準備が必要で、事前評価や鎮静計画作成、物品の用意などが含まれます。そのプロセスは、手術室で行う全身麻酔と非常に似ています。

　世界中から来る医療者と病院で一緒に働き、多様な文化的背景を持った方々のケアに携わっていて思うことがあります。それは、私たち日本人は我慢するのが得意だということです。すごく我慢強い。もちろん皆がそうではないですし、私は我慢が全然できないタイプです。でも、そのような我慢強さは、患者さんに苦痛を強いることになっていたかもしれません。怖がる子どもを押さえつけて傷の処置をしたり、患者さんが歯を食いしば

りながら痛い処置を受けたりということが常識でした。それが変わりつつあります。それに伴うように、PSAを行う機会も劇的に増えました。

　しっかり準備して、トレーニングを受けた医師が行えば安全ですが、十分な知識や技術がなく実施すると危険なのがPSAです。本書では、まずPSA前の評価、計画、モニタリング、合併症対策などについて学べるようにしています（1章）。基礎を学んだあとに薬学の総論と各論について記載しています（2章）。どのような場面でも、PSAの原理原則は同じです。ただ、場面によっては、シチュエーションに応じた工夫が生きてきます。そこで、そのようなシチュエーションごとの特徴を紹介しています（3章）。PSAは毎週新しい知見が発表され、世界各国でガイドラインが整備されつつあります。3章の最後の項では国内のガイドラインをまとめています。Web上で公開されているものに関してはQRコードで直接アクセスできるようにしているので、ぜひ活用してください。

　どの診療科であっても、どの病棟や外来で働いても、PSAに接する機会があります。本書でPSAについて知っていただくだけでなく、鎮静や鎮痛のトピック自体が好きになっていただけると嬉しいです。それが、めぐりめぐって、患者さんに直接的なメリットになることを期待しています。

　企画段階から多くのサポートをしてくださり、特に厳しい意見もくださった編集の細川深春さん、そしてクスッと笑える素敵なイラストを作ってくれたイラストレーターの藤井昌子さんのお力添えがなければ、この本は完成しませんでした。そして、最後になりましたが、いつも笑いながら最初の読者になってくれる妻と息子には、深く感謝しています。

　リラックスしながらねころんで読める本です。でも読書中にウトウト寝落ちしてしまうことのない、ワクワクしながら読める本です。嘘だと思われる方は、まず1章の1ページ目をめくってみてください。そして、最後までねころびながらお読みいだければ幸いです。

2025年2月

乗井達守

ねころんで📖読める

処置時の
鎮静・鎮痛

Contents

はじめに……………………………………………………… 2

1章 😊
PSAの基本をマスターしよう！

1 PSA、それは不快な処置を楽に
受けられるようにする切り札 ……………… 8

2 AMPLEで始める
体系だった鎮静前評価 ……………………… 16

3 酸っぱいレモンを食べて、
気管挿管困難を評価 ………………………… 26

4 LEMONSの限界を、HOPで飛び越える…34

5 換気困難の予測はMOANSで ……………… 41

6 PSA前の全身状態評価に、
絶対忘れてはいけない分類法とは？……… 52

7 PSAの鎮静計画の意味 …………………… 63

8 モニタリングを制するものは、
PSAを制す ································· 75

9 監視専任者はつらいよ ··············· 91

10 準備万端？ PSAの準備は
チェックリストかPSAカートで ··········· 101

11 PSAを円滑に行う秘訣、それは
処置者とのPSA前コミュニケーション ··· 109

12 処置終了後は魔の時間 ············· 123

13 PSAによる合併症の種類と対処法とは？·· 135

14 PSAの一連の流れを振りかえろう ········· 145

2章 鎮静・鎮痛で使用する頻出薬剤、
これだけは知っておこう

1 PSAに適している薬剤とは—ピーク時間
（最大効果発現時間）で考える薬剤の特徴·· 154

2 薬と毒の違いは？ ····················· 160

3 痛みをとるか鎮静するか、それが問題だ ··· 167

4 ミダゾラム—汎用性が高いPSAの
代表的な鎮静剤····················· 175

5 レミマゾラム—ベンゾジアゼピンの
ライジングスター ··················· 180

6 プロポフォール—切れ味抜群だが
リスクも高い······················· 184

7 古い薬剤のバルビツール系鎮静剤········· 192

8 使いづらいが、特殊な環境で力を
発揮するデクスメデトミジン ················ 198

9 PSAにおけるオピオイド系鎮痛剤の
代表薬、フェンタニル ……………… **201**

10 ケタミン―明かりはついているけど
誰もいない家………………………… **208**

11 PSAで押さえておくべき拮抗薬 ………… **216**

3章

シーン別　鎮静・鎮痛

1 緊急PSA―さっきハンバーガー食べた
ばかりですけど、PSAできますか？
（ERにおける絶飲食とPSAの特殊性）…**224**

2 小児のPSA―小児も原理・原則は同じ …**229**

3 消化器内視鏡―太平洋のように大きく
マリアナ海溝のように奥が深いPSA ……**239**

4 状況によって工夫が問われるPSAと
各種ガイドライン …………………………**245**

索引…………………………………………………… **250**
著者略歴……………………………………………… **255**

＊本書の情報は2025年2月現在のものです。薬剤の実際の使用にあたっては、必ず個々の添付
文書を参照し、その内容を十分に理解したうえでご使用ください。

＊本書の編集制作に際しては、最新の情報をふまえ、正確を期すよう努めておりますが、医学・
医療の進歩により、記載内容は変更されることがあります。治療や薬剤の使用による不測の
事故に対し、著者および当社は責を負いかねます。

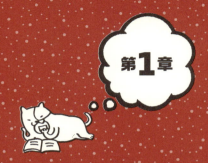

第1章

PSAの基本を
マスターしよう！

1 PSA、それは不快な処置を楽に受けられるようにする切り札

登場人物：

研修医・伊丹先生。おっちょこちょいだけど、やる気だけは負けない、2年目の初期研修医。最近は少し自信が出てきた（？）様子。基本的にボケ担当。

指導医・のり先生。関西弁の気さくな若手指導医。昔は海外で働いていたという噂があるが、真偽は不明。一応ツッコミ担当。

CASE

サッカー中に下肢を負傷し、ERを受診した35歳男性。転位を伴う左の脛腓骨骨折あり。神経学的所見に異常なく、それ以外にも大きな外傷なし。

処置の時にPSAといえば、Procedural Sedation and Analgesia（処置時の鎮静・鎮痛）

先生、先ほどの下肢骨折の患者さん、整形外科の先生が整復処置をしたいので、鎮静してほしいそうです。鎮静ってなんだか怖いです。押さえつけて、えいやってできないものですか？

こらこら。誰でも痛いのは嫌やろ。患者さんの身になってみ。ただでさえ、けがをして怖い思いをしているのに、それ以上つらい経験

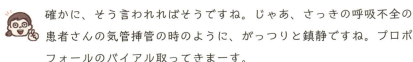
をさせたらあかん。快適に処置が受けられたほうがいいやろ。

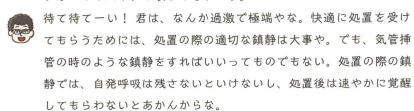
確かに、そう言われればそうですね。じゃあ、さっきの呼吸不全の患者さんの気管挿管の時のように、がっつりと鎮静ですね。プロポフォールのバイアル取ってきまーす。

待て待てーい！ 君は、なんか過激で極端やな。快適に処置を受けてもらうためには、処置の際の適切な鎮静は大事や。でも、気管挿管の時のような鎮静をすればいいってものでもない。処置の際の鎮静では、自発呼吸は残さないといけないし、処置後は速やかに覚醒してもらわないとあかんからな。

え？

今から僕らがやろうとしている鎮静は、PSAという鎮静や。

前立腺！

そっちのPSAじゃない。**P**rocedural **S**edation and **A**nalgesia の略や！

PSA とは

痛くて不快な処置の時に、痛がる患者さんを押さえつけて処置をする時代は終わりました。消化器内視鏡や歯科治療の時に鎮静を希望される患者さんはぜんぜん珍しくありませんし、救急外来などの現場でも痛みを伴う処置の際に鎮静を行うことは一般的です。

研修医の伊丹先生は完全に誤解していましたが、処置の際に鎮静をする場合、それをPSAといいます。Procedural Sedation and Analgesia、つまり「処置時の鎮静・鎮痛」の略です。procedure（プロシージャ）という言葉は、日本語で「処置」や「手技」という意味です。これを形容詞にするとprocedural（プロシージャル）となり、「処置の」という意味です。

sedation（セデーション）は日本語で「鎮静」という意味で、analgesia（アヌルジージア）は「鎮痛」と訳されます。これらを組み合わせた言葉である Procedural Sedation and Analgesia は、日本語では「処置時の鎮静・鎮痛」と訳されます。

　PSA を少しかしこまって定義すると、**「痛みや不快感を伴う処置を行う際に、患者さんが快適に処置を受けられるようにするための鎮静や鎮痛」**になります。ちなみに、前立腺の「PSA」は、「Prostate-Specific Antigen」つまり「前立腺特異抗原」の略ですね。前立腺の生検のために「処置時の鎮静・鎮痛」を行うこともあるので、「PSA が高かった患者さんの前立腺生検のために PSA を行います」なんて言うと、とても混乱しそうです。

　「処置時の鎮静・鎮痛」は、言いにくくて長ったらしい表現なので、アメリカでも単に Sedation（セデーション）と呼ばれることも多いです。しかし、その場合は、どの種類の鎮静を指しているのかが明確ではないため、混乱を招くことがあります。例えば、人工呼吸器で管理中の患者さんへの鎮静もセデーションですが、PSA には通常含まれません。目的もアプローチも異なるからです。人工呼吸器管理中や全身麻酔中の患者さんは、機械で呼吸がサポートされます。PSA ではそうではありません。気道反射や自発呼吸を残しつつ、処置に必要な鎮静や鎮痛を得ることが目的になります。そこには鎮静の深さが関係するのですが、そこは後ほど詳しく解説します。

PSA の適応

　では、どのような処置で PSA が実施されるのでしょうか？ 表1 に示すように、小児や閉所恐怖症がある患者の MRI、消化管内視鏡、不整脈に対する電気的カルディオバージョンなど PSA の適応は多く、病院やクリニックを含めた多様な場所で実施されています。

　国によっては、オペ室内外を問わず、麻酔科医が PSA をすべて行っているところがあります。ヨーロッパの多くの国などは、そのような傾向が強いです。逆に、アメリカやカナダなどの北米の国では、日本と同じよう

表1 処置時の鎮静・鎮痛が行われる場所と処置の例

場所	処置の例
救急外来	骨折／脱臼整復、電気的カルディオバージョン、膿瘍切開排膿
内視鏡室	上部消化管内視鏡、下部消化管内視鏡
カテーテル室	PCI、カテーテルアブレーション治療
放射線室	小児患者のCT／MRI、閉所恐怖症の患者のMRI
病棟／ICU	熱傷の処置、大きな創の創傷処置
歯科外来	歯科治療

PCI；Percutaneous Coronary Intervention（経皮的冠動脈インターベンション）
MRI；Magnetic Resonance Imaging
ICU；Intensive Care Unit（集中治療室）

に、各科の医師や看護師がPSAに携わることが一般的です。ヨーロッパと北米を一括りにして、欧米と言うことが多いですが、実際には同じ海外でも現状が異なります。

ただ、どのようなシステムを採用したとしても、患者さんが安全に、そして快適に不快な処置を受けられるようにすることが最も重要です。

先ほどはサラッと流しましたが、「**鎮痛**」という部分も重要です。例えば、骨折整復のように痛みを伴う処置では、処置前や処置中の疼痛コントロールが不可欠です。うまく痛みがコントロールできれば、鎮静自体はそれほど必要ではないこともあります。鎮痛と鎮静を分けて考えて、鎮痛をおろそかにしないことが重要です。

4つの鎮静深度は連続する

ところで、手術の際の全身麻酔と、骨折の整復や内視鏡などに対して行うPSAを分けるものは何かわかるか？

うーん。わかりません。ギブアップ。

早い！ 最近の若者は諦めるのが早い！

最近の若者は……とか言い出したら老害扱いされますよ、先生。

うるさいわ。まあそれは置いといて、全身麻酔とPSAには、本質的な違いはないねん。

え？ ないんですか？！

もっと正確に言うと、痛みや不快感を伴う処置に対して、患者に鎮静を行うことによって患者が快適に処置を受けられるようにするという意味では、全身麻酔とPSAには本質的な違いがない。といっても、全身麻酔とPSAはやはり全然違う感じがするよな。**その違いというのが、鎮静の深さや。**

鎮静に深さがあるのですか？

そうなんや。鎮静深度の表を見てみよか 表2 。

表2 よく用いられる鎮静深度の定義と処置の例（文献1、2より作成）

	浅い 不安除去	中等度	深い	全身麻酔
反応性	呼びかけに正常に反応	呼びかけや触覚刺激に対して意図をもった反応	繰り返す刺激や疼痛刺激に対して意図をもった反応	疼痛刺激にも覚醒しない
気道	影響なし	介入必要なし	介入が必要なことがある	しばしば介入が必要
自発呼吸	影響なし	適切に維持	不十分なことがある	しばしば不十分
循環	影響なし	通常維持される	通常維持される	障害される可能性
処置の例	MRI	脱臼整復、消化器内視鏡検査	除細動	開腹手術

＊中程度鎮静は、意識下鎮静（conscious sedation）とも呼ばれることもある。

この表のオリジナルは、1999年に米国麻酔科学会で作られたもので、"Continuum of Depth of Sedation" というタイトルが表に付けられています。Continuumは、ゲームなどでも馴染みがある "Continue（コンティニュー）"、つまり "続ける" とか "連続する" という意味の名詞形です。ここでは、鎮静の深さの**連続性**という意味になります。表を見ればわかるように、浅い鎮静から全身麻酔まで、**鎮静の深さは連続しています**。一番左の列が最も浅い鎮静を示しており、気道、自発呼吸、循環などは影響されません。その逆が全身麻酔で、一番右の列です。全身麻酔では、通常は気管挿管チューブなどの高度な気道器具で気道が確保され、基本的には自発呼吸もなくなるため、人工呼吸器などで補う必要があります。そして、その間にあるのが、中等度鎮静や深い鎮静です。

鎮静の深度では、PSAでは中等度鎮静が使われることが多く、消化器内視鏡や骨折／脱臼の整復などが代表例です。中等度鎮静を対象にしたガイドラインや書籍があるのもそのためです。昔は、このカテゴリーは "意識下鎮静" とも呼ばれていましたが、実際には意識がクリアにあるわけではなく正確な表現ではないので、この用語自体はあまり使われなくなってきています。

投与量や投与法が鎮静深度を決定する！

この表をしっかり見てみると、もう一つ重要なことに気づきます。この表では、鎮静剤の具体的な名前には、ちっとも触れられていません。

後の章でも出てくるように、PSAにはプロポフォールやミダゾラムなどの鎮静剤がよく使われますが、この表にはそのような薬剤名が出てこない。それはなぜでしょうか？ その秘密は、**鎮静の深さは、鎮静剤の種類によるものではない**ということにあります。全身麻酔に使われることがあるプロポフォールでも、少量をゆっくり投与すれば浅い鎮静や中等度鎮静が実施できますし、逆に不安除去に使われるミダゾラムでも、多量に投与すれば深い鎮静を行うこともできます。つまり、投与量や投与方法が鎮静深度を決定するということです。

ちなみに、この表は2002年の米国麻酔科学会の"非麻酔科医による鎮静"のガイドライン[1]に採用され、その後の多くの処置時の鎮静に関係するガイドラインでも引用されています。米国麻酔科学会は、2018年に中等度の処置時の鎮静ガイドライン[2]という名前で、中等度の鎮静を特に扱うガイドラインを出しています。

処置や患者によって鎮静深度を選択する？

　そして、もう一つ注意しないといけないのが、**鎮静深度はダイナミックに変化する**ということです。時間経過で刻々と変わっていきますし、追加の鎮静剤投与や刺激などでも変化します。鎮静剤が効きやすい患者さんの場合、少ない量の鎮静剤でも予期せずに深い鎮静になってしまうことがあります。深い鎮静になるほど呼吸や循環のサポートが必要になり、当然合併症のリスクも高くなります。

　また、今回紹介した鎮静深度の表には入っていませんが、中等度鎮静と深い鎮静の間に、"解離性鎮静"というカテゴリーを入れているガイドライン[3]もあります。これは、ケタミンによる鎮静はユニークで、中等度鎮静／深い鎮静のどちらにも当てはまらないためです。ケタミンは他の鎮静剤と違い、ある程度の用量を投与しても呼吸抑制を起こさず、基本的に呼吸機能が維持されるという特徴があるからです。ただ、ケタミンでも急速静注をすると一過性の呼吸抑制や無呼吸が起こり得るので、30秒以上かけて投与しなければいけないということは覚えておいてください。

　PSAに関係する合併症のほとんどは、鎮静が深くなり過ぎる過鎮静、呼吸抑制やそれによる低酸素などです。そこでまず、PSAを行う際は、鎮静を始める前に、処置のタイプによって鎮静深度の目標を考える必要があります。また、同じ処置でも、患者の既往歴や年齢などによって患者側のリスクが高いと考える場合は、浅めの鎮静深度を選ぶこともあります。

　でも、どうやったらどの患者さんが、ハイリスクなのかわかるのでしょう？　それには、しっかりと患者さんを評価するしかありません。気道の解剖や生理学的にPSAが難しくないかどうかを、ベッドサイドで患者さ

んを診察して評価することが重要です。

というわけで、次項では PSA の体系だった評価について解説します。

Point

- ●処置時の鎮静・鎮痛とは、不快な処置をする際に、患者さんが快適に処置を受けられるように行う鎮静のこと
- ●鎮静には深さがあり、鎮静深度は時間経過とともにダイナミックに変化する
- ●鎮静が深ければ深いほど、サポートが必要になり、合併症のリスクが高まる

引用・参考文献

1) American Society of Anesthesiologists Task Force on Sedation and Analgesia by Non-Anesthesiologists. Practice guidelines for sedation and analgesia by non-anesthesiologists. Anesthesiology. 96 (4), 2002, 1004-17.
2) Practice Guidelines for Moderate Procedural Sedation and Analgesia 2018: A Report by the American Society of Anesthesiologists Task Force on Moderate Procedural Sedation and Analgesia, the American Association of Oral and Maxillofacial Surgeons, American College of Radiology, American Dental Association, American Society of Dentist Anesthesiologists, and Society of Interventional Radiology. Anesthesiology. 128 (3), 2018, 437-79.
3) Green, SM. et al. Unscheduled Procedural Sedation: A Multidisciplinary Consensus Practice Guideline. Ann Emerg Med. 73 (5), 2019, e51-e65.

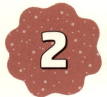

2 AMPLE で始める体系だった鎮静前評価

PSA 前評価は登山前のルートチェックと天候確認

この前は、脛腓骨骨折がある 30 代の男性患者に対して、PSA、つまり処置時の鎮静・鎮痛を用いて、骨折整復を行うという話でしたね。

すばらしい前回のまとめをありがとう。読者も喜ぶやろう。

読者って、誰ですか？

まあまあ、細かいことは気にせずにいこう。

確か、PSA 評価の方法を教えていただけるという話だった気がします。

その通り。PSA を安全に行うためには、絶対に事前の評価が必要や。

それはどうしてですか？

伊丹先生は確か山に登るのが好きやったよな。

そうですよ。よくご存知で。

山に登る前には、どんな山に登るのかとか、ルート上の難所はどこかとか、いろいろ調べるよな。

もちろんですよ。いくらおっちょこちょいの私でも、それぐらいは調べますよ。ばかにしてるんですか？ 新手のパワハラですか？

違う違う。勘弁してくれ。ついでに、当日の天候もチェックするよな。

そりゃそうです。小雨ぐらいだったら登るかもしれませんが、大雨だったり風が強かったりすると、中止しないといけないですからね。安全な登山の基本中の基本ですよ。

遭難したくないから、ちゃんと事前調べをして登るわけやな。

そうです！

PSAも同じで、どんな既往や解剖学的な特徴を持った患者さんなのか、そして現在の状況はどうなのかなどを、鎮静を行う前に調べる必要がある。そうすることで安全に実施できるわけや。もともとの患者さんの背景と、現在の状況、両方の情報が不可欠や。

なるほど。

PSA前の評価では「AMPLE」を使おう

まず体系だった評価の基本となるのはAMPLE。アンプルと呼ぶ。AがAllergy（アレルギー）、MがMedications（服薬歴）、PがPast History（既往歴）とPregnancy（妊娠の有無）、LがLast Meal（最終飲食）、EがEvent（イベント）や。語呂で覚えやすいようになっている 表1 。外傷診療の基本であるJATEC™やJNTEC™とかで聞

表1 PSA 前の評価に用いる「AMPLE」

Allergy	アレルギー	薬剤だけでなく、食品についても聴取する
Medications	服薬歴	現在服用している薬剤を頓服薬も含めて聴取する
Past History / **P**regnancy	既往歴 / 妊娠の有無	手術や処置歴、特に麻酔や鎮静でトラブルがなかったかを聴取する / 必要であれば、尿中や血清 HCG 測定
Last Meal	最終飲食	最後に飲食した時間とその種類
Event	イベント	今回処置が必要になった理由などを聴取する

いたことないか？

アンプルは聞いたことがあります！

まず PSA 前の評価の基本である AMPLE から見ていこう。

　PSA 前の評価ではよく AMPLE が用いられます。薬のアンプルと同じ発音なので、覚えやすいですね。ただ、静注用の薬剤などに使うアンプルは、英語では ampoule と書き、発音もアンピュールに近く、"ピュー"のところをやや強調します。ample は広いとか、十分だという意味です。でも語呂なんて覚えやすければなんでもいいので、あまり気にせず進みましょう。

A：アレルギー（Allergy）
"アレルギーがありますか"と聞くだけで満足しない

　この AMPLE の語呂なのですが、普段臨床で使用する AMPLE よりも、PSA の事前評価の場合は、さらに一歩踏み込んで聴取する必要があります。最初の A、つまり Allergy（アレルギー）ですが、ただ「アレルギーがありますか？」と患者さんに聞くだけでは有効な病歴聴取とは言えません。患者さんによっては、アレルギーと聞くと、アレルギー性鼻炎などのアレルギーだけを考える人が結構います。薬剤や食品に対するアレルギー

がないかをちゃんと聴取するために、ざっくりと「アレルギーはあります
か？」と聞いた後、さらに「薬剤や食べ物に対してアレルギーはあります
か？」と攻めの姿勢で聞くことが重要です。

プロポフォールと卵や大豆アレルギーの関係

　ちなみに、プロポフォールは卵や大豆アレルギーがある人には使えない
と長い間考えられてきましたが、現在では否定されつつあります。プロポ
フォールには、ダイズ油や卵に含まれるレシチンと呼ばれる油成分が使わ
れており、添付文書などにも「本剤又は本剤の成分に対し過敏症の既往歴
のある患者」には禁忌という記載があります。ただ、大豆や卵にアレルギ
ーがある人のほとんどは、油成分に対するアレルギーではなく、大豆や卵
に含まれるタンパク質に対するアレルギーがあることがわかってきました
表2。多くの観察研究や動物実験で、大豆や卵のアレルギーを持つ患者に
おけるプロポフォールの安全性が証明されています[1,2]。最近のガイドラ
インではそこを強調するような記載が見られます[3]。つまり、大豆や卵に
アレルギーがあるからといって、プロポフォールがまったく使えないわけ
ではありません。

　では、食品に対するアレルギー歴なんか聞くだけ無駄なのかというと、
そうでもありません。PSA に適している鎮静剤はいくつも種類があり、
シチュエーションに応じて選ぶことができます。もし、ほかの鎮静剤も使
用できる状況なら、「大豆に対して強いアレルギーがあって、アナフィラ
キシーで気管挿管になったことがあります」というような患者さんには、

表2 卵・大豆とプロポフォールの成分の関係

	多くの場合にアレルギーの原因となっている物質	プロポフォールの成分
卵	卵に含まれるタンパク質	レシチン（油成分）
大豆	大豆に含まれるタンパク質	ダイズ油

あえてプロポフォールを使用しないでしょう。ミダゾラムやケタミンが使用可能なら、それで PSA を実施します。鎮静剤や鎮痛剤の選び方や使い方については、後ほど詳しく紹介したいと思います。

M：服薬歴（Medications）
死に至ることもある薬剤相互作用

M は Medications。直訳すると "薬" ですが、ここでは服薬歴を意味します。服薬歴は、薬の相互作用や、患者さんの薬剤代謝を考える上でとても重要です。鎮静剤との相互作用は、重篤な場合には死に至ることがあります。特に鎮痛剤の中には、患者さんが SSRIs などの抗うつ剤を使用している場合、セロトニン症候群を起こすリスクが高い薬剤 **表3** もあり、注

表3 抗うつ薬とオピオイドの組み合わせによるセロトニン症候群のリスク
（文献 4 より作成）

オピオイド	抗うつ薬	
	低〜中リスク SSRIs、SNRIs、TCAs、セイヨウオトギリソウ、リチウム	高リスク MAOIs（またはセロトニン症候群の既往歴）
低リスク： モルヒネ、コデイン、ブプレノルフィン、オキシコドン	基本的には安全	まれに相互作用が発生するので、使用する際は注意
中リスク： フェンタニル*、メサドン	まれに相互作用が発生するので、使用する際は注意	セロトニン症候群のリスクが高いので、使用しない
高リスク： トラマドール、ペチジン、デキストロメトルファン	セロトニン症候群のリスクが高いので、使用しない	禁忌

*フェンタニルと SSRIs との併用により、セロトニン毒性と一致する興奮性せん妄を引き起こすことが報告されている。しかし、発生自体はまれ。フェンタニルと他のセロトニン作動性薬を併用した 4,583 人を対象とした米国の単施設後ろ向き解析では、4 人（0.09％）のみがセロトニン症候群の診断基準を満たしていた [5]。
SSRIs（Selective Serotonin Reuptake Inhibitors）：選択的セロトニン再取り込み阻害薬。
SNRIs（Serotonin-Norepinephrine Reuptake Inhibitors）：セロトニン・ノルアドレナリン再取り込み阻害薬。
TCAs（Tricyclic Antidepressants）：三環系抗うつ薬。

意が必要です。

　詳細は2章で述べますが、作用発現が遅く、半減期も長いペチジンなどの薬剤はPSAには極めて不向きです。そのため、そもそもPSAには使用すべき薬剤ではありませんが、施設によってはいまだに使用しているところもあるので、このような薬剤の相互作用はぜひ覚えておいてください。

　患者さんの薬剤代謝の観点ではベンゾジアゼピン系の薬剤はときに問題になります。日頃からベンゾジアゼピン系の薬剤を服用している患者さんは珍しくありません。例えばフルニトラゼパム（商品名：サイレース®）というベンゾジアゼピン系薬剤を睡眠薬として服用している患者さんでは、代謝が亢進されて、同じベンゾジアゼピン系の鎮静剤であるミダゾラムも素早く代謝されてしまうことがあります。そのため鎮静が効きにくいことがあります。同じことはアルコール依存の患者さんにも言えます。そのような場合は、初期投与量はいつも通りで行いつつ、少し多めに投与しなければいけないことを念頭に置いて始めます。もしくは、別のクラスの鎮静剤、例えばケタミンなどを使用するということを考えます。

　ほかにも、がんなどで疼痛管理のためにオピオイド系鎮痛剤を服薬している患者さんでは、オピオイド系の薬剤、例えばフェンタニルなどは効きにくいことがあります。ケタミンは鎮静と鎮痛が同時に可能ですし、鎮痛の機序もオピオイドとまったく別なので、そのような患者さんにおける痛みを伴う手技には良い選択になります。

P：既往歴（Past History）と妊娠の有無（Pregnancy）以前の麻酔歴や鎮静歴の聴取では、思いがけない情報を得ることも

　既往歴と妊娠の有無は極めて重要です。既往歴も一歩踏み込んで聞きましょう。普段聴取する既往歴に加えて、これまでの手術歴、つまりPast Surgical History や、消化器内視鏡などの処置歴も聞く必要があります。特に、以前の麻酔歴や鎮静歴はとても参考になります。「これまでに手術や胃カメラなどの処置を受けられたことはありますか？」「そのときの麻

酔や鎮静で、何か問題がありましたか？」と突っ込んで聞くことが重要です。そこで患者さんから「鎮静剤を打った後ちょっと暴れて大変だったらしいです。自分は何も覚えてないんですけどね（・ω＜）ﾃﾍﾟﾛ」などの情報を入手できれば儲け物。奇異的興奮のリスクがあるなとわかり、別の鎮静剤を使ったり、あらかじめ準備しておいたりするなどの対処ができます。「敵を知り己を知れば百戦危うからず」。2000年以上も前の中国の孫子ではないですが、患者さんの既往を知れば知るだけ、安全なPSAを成功させられる可能性が高まります。患者さんに聞くだけでなく、電子カルテを調べるのも有効です。しかも検査ではないので、お金もかかりません。Past History では既往歴だけでなく、手術歴や処置歴、特に過去の麻酔歴や鎮静歴についても詳しく調べてください。

　もう一つのPである、Pregnancy（妊娠）を聞く必要があるのはどうしてでしょうか？　妊婦の場合、母体への影響がまずあります。呼吸予備能の低下、嘔吐のリスクなど多岐に及びます。また、胎児へのリスクも考慮する必要があります。ただ残念なことに、多くの鎮静剤は、妊婦や胎児の安全に関するデータが不足しています。米国食品医薬品局（FDA）が公表している薬剤胎児危険度分類基準、通称 FDA pregnancy category でも、ほとんどの鎮静剤や鎮痛剤は Category C（危険性を否定することができない）もしくは Category D（危険性を示す確かな証拠がある）に分類されます。だからといってすべて使用不可というわけではありませんが、リスクとベネフィットについて十分に患者さんと話し合う必要があります。

L：最終の経口摂取（Last Meal）
絶飲食の状況だけで処置を遅らせない

　LはLast Meal。直訳すると"最後の食事"ですが、聖書に出てくる「最後の晩餐」ではありません。「最後の晩餐」は英語では"The last Supper"で、Meal は食事全般を指すのに対し、Supper はその日最後の食事のことを指します。ちなみに Dinner はその日のメインのご飯です。なので、昔、米国南部でお昼にメインの食事を摂っていたときは、お昼ご

表4 **望ましい絶飲食時間**（文献 3、6、7 より筆者作成）

待機的な処置 か否か	食事内容	絶飲食時間*
待機処置 （例：胃がん検診 のためのスクリ ーニング内視鏡 検査）	清澄水（水、果肉を含まないジュース）	最低 2 時間
	母乳	最低 4 時間
	人工乳・牛乳	最低 6 時間
	軽食	最低 6 時間
	揚げ物、油物、肉など	追加で絶飲食時間が必要 （例：8 時間、もしくはそれ以上）
緊急処置 （例：脱臼整復）	絶飲食時間の状況のみによって必要な処置を遅らせることはしない。しかし、リスクが高い患者（例：12 カ月未満の小児、上部消化器内視鏡）では、下記の方法のリスク・ベネフィットを考慮して選択する： a. 鎮静剤としてケタミンを単独で使用** b. 鎮静深度を浅く保つ（浅い鎮静、中等度鎮静） c. 手術室で気管挿管して全身麻酔下で処置を実施	

＊全年齢が該当。
＊＊嘔吐がほかの鎮静剤に比べて多いにもかかわらず、気道の反射が維持されるため、誤嚥のリスクは低いと考えられている[7]。

飯が Dinner、軽めの夕食を Supper と言っていたそうです。完全に脱線したので話を戻しますが、ここでの Last Meal は "一番最近食べたもの" という意味で、嘔吐や誤嚥のリスクを判定するためには有用な情報です。食べたばっかりだと、何か刺激すれば嘔吐してしまいそうですよね。

　そういうわけで、絶飲食のガイドラインというものが昔からあります。例えば、最近の米国麻酔科学会（American Society of Anesthesiologists；ASA）中等度鎮静のガイドラインでは、予定手技であれば、食事後最低 6 〜8 時間は待つことが推奨されています[6] **表4**。

E：イベント（Event）
お得な情報が得られることも

　AMPLE の最後、Event（イベント）まで来ました。ここでは処置が必要になった原因や今回の受診について聴取します。ここで思わぬ情報が得

緊急の処置における絶飲食時間

　前述のPSAにおける絶飲食時間の目安は、基本的に予定されているPSAに関してのもので、緊急性がある処置や、予定外のPSAには当てはまりません。では、ERで行う処置、例えば骨折整復のためのPSAでは絶飲食時間を気にしなくていいかというとそうでもありません。**絶飲食の状況だけで処置を遅らせない**、つまり、「少し前に患者さんが何か食べていても、もし処置が今すぐ必要なら、処置を延期しなくてよい」というのがポイントです。でも、やはり絶飲食ではないというのはリスクです。そのため、がっつり食べたばかりの患者さんであれば、鎮静の深度を浅めにして、仮に嘔吐してもちゃんと嚥下反射や咳嗽反射が残る程度にしておくというのは大事なポイントです。そのために、鎮静剤として気道の反射が維持されるケタミンが使われることもあります（3章1参照）。

られることもあります。例えば、けいれんによる転倒のため肩関節が脱臼した患者さんがいるとします。この患者さんは、けいれん発作のために別のベンゾジアゼピン系薬剤を投与されているかもしれません。薬剤の相互作用による過鎮静を起こさないためにも、直前にベンゾジアゼピン系薬剤を投与されたばかりなら、ミダゾラムは少量から始めようという鎮静計画になることもあります。消化器内視鏡のためのPSAでも、「最近吐血が激しくて……」なんていう状態であれば、貧血を含めた全身状態は大丈夫かなとなるでしょう。このように、処置が必要になった理由がわかることも多いので、ここもぜひ押さえておきたいところです。

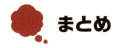

まとめ

　PSA（処置時の鎮静・鎮痛）前評価の最初のステップであるAMPLEについて紹介しました。麻酔歴や鎮静歴、そして服薬についても突っ込んで詳しく聞くなど、評価の要になる大事な部分です。項目は多いですが、語呂自体は、JATEC™などと同じなので覚えやすいと思います。

Point

- PSA（処置時の鎮静・鎮痛）実施前の評価は、登山における事前のルートチェックや天候チェックに相当する
- AMPLEは、PSA実施前評価を体系的に行うための最初のステップ
- 麻酔歴や鎮静歴、そして服薬やアレルギー歴などについても詳しく聴取する

引用・参考文献

1) Murphy, A. et al. Allergic reactions to propofol in egg-allergic children. Anesth Analg. 113 (1), 2011, 140-4.
2) Asserhøj, LL. et al. No evidence for contraindications to the use of propofol in adults allergic to egg, soy or peanut †. Br J Anaesth. 116 (1), 2016, 77-82.
3) Miller, KA. et al. Clinical Practice Guideline for Emergency Department Procedural Sedation With Propofol: 2018 Update. Ann Emerg Med. 73 (5), 2019, 470-80.
4) Perananthan, V. et al. Opioids and antidepressants: which combinations to avoid. Aust Prescr. 44, 2021,41-4. https://australianprescriber.tg.org.au/articles/opioids-and-antidepressants-which-combinations-to-avoid.html （2024年8月閲覧）
5) Koury, KM. et al. Incidence of serotonin syndrome in patients treated with fentanyl on serotonergic agents. Pain Physician. 18 (1), 2015, E27-30.
6) Practice Guidelines for Moderate Procedural Sedation and Analgesia 2018: A Report by the American Society of Anesthesiologists Task Force on Moderate Procedural Sedation and Analgesia, the American Association of Oral and Maxillofacial Surgeons, American College of Radiology, American Dental Association, American Society of Dentist Anesthesiologists, and Society of Interventional Radiology. Anesthesiology. 128 (3), 2018, 437-79.
7) Green, SM. et al. Pulmonary aspiration during procedural sedation: a comprehensive systematic review. Br J Anaesth. 118 (3), 2017, 344-54.

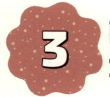
3 酸っぱいレモンを食べて、気管挿管困難を評価

気管挿管の難しさを予測するレモン

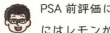

 PSA 前評価における大事なステップが気道の評価や。そして、これにはレモンが必要や。レモンで気管挿管の難しさを予測するぞ。

 え、レモンですか？ わかりました。今からレモン買ってきます。

 いやいや、レモンは語呂や。ほんまに買ってこんでもええ。

 え？

 PSA における合併症で多いのはなんだと思う？

 うーん。以前 PSA をした時に、患者さんが無呼吸になってしまいバタバタしたことはあります。なので、呼吸器系でしょうか？

 その通り。PSA で一番多い合併症は、呼吸や気道関係のトラブルや。過鎮静による無呼吸はその代表例やな。

 なるほど。

例えば、鎮静剤による過鎮静によって無呼吸になり、どうしても改善しないことがあるとする。バッグバルブマスクなどで換気しても、どうしても改善しないような場合や。

考えたくもないですけどね。そんな場合はどうするのでしょう？

そのような時に必要になるかもしれないのが気管挿管や。確実な気道確保方法やからな。

確かにそうですね。

実際にはバッグバルブマスク換気や、ラリンジアルマスクなどの声門上器具で対処できることがほとんどやけど、常にその最悪の場合を想定する必要がある。そこで、本当に必要になった場合に備えて、PSA実施前にスムーズに気管挿管が実施できるかを評価しておこうというわけや。

なるほど。備えあれば憂いなし。

気管挿管の難しさを予測するための LEMONSとは？

　気管挿管の難しさを予測する方法として、LEMONS（レモン）がよく使われます。ここでは、レモンはなんの語呂で、何を示しているか見ていきましょう。レモンはご存じのようにLEMONと書きます。LがLook externallyで外見の評価。EがEvaluate the 3-3-2 ruleで、3-3-2ルールという方法による客観的な評価です。MはMallampati（マランパチ分類）、OがObstruction（上気道の閉塞）、NがNeck mobility（頸部の可動性）の略です 表1。オリジナル版はLEMONと単数形ですが、それにSを加えてLEMONSと複数形にする形も知られています[1]。その場合のSは、Saturation（酸素飽和度）です。

L：Look externally（外見的に見て無理そうでないか）

　最初のLは簡単です。これは、すごくざっくりいうと、パッとした見

表1 PSA 前の評価に用いる LEMONS

LEMON：気管挿管困難の予測	
Look externally	外見的に見て無理そうでないか
Evaluate the 3-3-2 rule	3-3-2 ルール：開口 3 横指、オトガイ - 舌骨 3 横指、口腔底 - 甲状軟骨 2 横指のスペースがあるか **図1**
Mallampati	マランパチ分類 **図2** による評価
Obstruction	上気道閉塞の所見がないか
Neck mobility	頸部の可動性に制限はないか
Saturation*	SpO$_2$（酸素飽和度）で異常はないか

1 つでも当てはまれば気管挿管困難が予測される。
＊"LEMON" は解剖学的な気管挿管困難予測であるのに対して、
S だけは生理学的な指標である。

た目で評価するという意味です。外見というと誤解を生みそうですが、イケメンや美女なら OK とかそういうものではまったくありません。具体的な項目としては、邪魔になりそうな顎ひげがないか、顎が極度に小さ過ぎる（小顎症）ということはないかを評価します。また、顔面外傷などの有無も含まれます。外見で、気管挿管が難しくないかをざっくり判断するということです。

E：Evaluate the 3-3-2 rule (3-3-2 ルール)

次の、Evaluate the 3-3-2 rule というのは何でしょうか？ Evaluate というのは、英語で "評価する" という意味です。その次の 3-3-2 ですが、応援に使われる三三七拍子とはまったく関係していません。3-3-2 ルールというのは、指の横幅で何個分あるかを測った時に、開口で 3 横指、オトガイから舌骨の間で 3 横指、口腔底から甲状軟骨で 2 横指のスペースがあるかを評価するという基準です **図1**。

聞くだけだと難しそうに感じられるかもしれませんが、実際やってみると結構簡単です。練習のために、研修医同士でやってみてください。数秒もあれば実施できます。

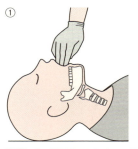 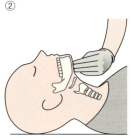 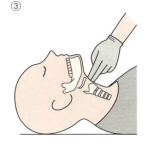

図1　気道評価のための 3-3-2 ルール
①開口に 3 横指、②オトガイ - 舌骨に 3 横指、③口腔底 - 甲状軟骨に 2 横指のスペースがあるか。スペースがなければ、気管挿管困難が予測される。

M：Mallampati（マランパチ分類による評価）

　マランパチ分類は、インド生まれの麻酔科医であるマランパチ先生たちがもともと考案した分類で、その後改訂されて現在の形になっています。患者さんにまず口を大きく開けてもらいます。そして舌を出してもらった状態で咽頭後壁を観察します。舌根で口蓋垂がほぼ隠れてしまったり（＝ class Ⅲ）、完全に隠れてしまったりする状態（＝ class Ⅳ）だと、気管挿管困難が予想されます 図2 。

　ちなみに、患者さんが口を開けた時に息を吸うと、咽頭後壁が動いて実際より良い分類になってしまうので気をつけてください。

マランパチ分類の限界

　マランパチ分類は、簡便で使用しやすいのですが、直接喉頭を見ているわけではないという点には留意しておく必要があります。実際にはあまり気管挿管困難の予想に使えないという研究も、近年はいくつか発表されています。マランパチ分類に関する複数の論文結果をまとめて解析した研究、つまりメタ分析でも、気管挿管困難を予測する感度が51％、特異度が87％という散々たる結果でした[2]。そこで、近年ではマランパチ分類を LEMON から除き、別の評価項目を含めた modified LEMON で気道の評

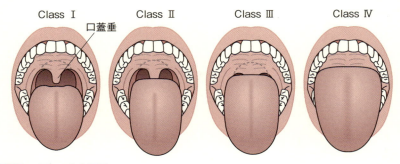

図2 マランパチ分類
舌根で口蓋垂がほぼ隠れてしまう（＝class Ⅲ）、もしくは完全に隠れてしまう患者（＝class Ⅳ）では気管挿管困難が予測される。ただし、感度・特異度ともにあまり良くなく、近年ではマランパチ分類をLEMONから除き、LEONや別の評価項目を含めてmodified（修正）LEMONで気道の評価が実施されることもある[1]。

価が実施されることもあります[3]。また、LEMONからMを抜いて、LEON（レオン）を推奨している人もいます[4]。

　レオンといえば、あの伝説の殺し屋。PSAというリスクが伴う介入前に殺し屋というのは縁起が悪いので私は嫌いです、というのは冗談ですが、個人的には、マランパチ分類はまだ必要ではないかと考えています。というのも、マランパチ分類を確認する時しか、実際に患者さんの口腔内や咽頭を観察するチャンスはありません。実際に患者さんに口を開けてもらったら、意外と口腔内のスペースが狭いなとか、舌が大きいなとか、いろいろな情報が一緒に入ってきます。そういう意味では、患者さんに開口してもらって観察するのはとても大事です。二次的ではありますが、マランパチ分類をつける理由だと思っています。実際に気管挿管をするシチュエーションになって、口を開けてビックリというのは嫌ですもんね。

O：Obstruction（気道閉塞の所見がないか）

　OのObstructionは、上気道の閉塞という意味です。実際に気道を閉塞させる理由がないか、例えば頸部の腫瘍や喉頭蓋炎などがないかということを確認することが一つです。具体的には、Stridor（吸気時喘鳴）の有

LE(M)ON

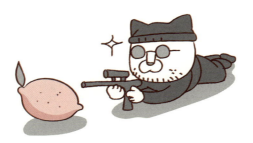

LEON が LEMONS にとって代わる日も来るのか？

無や頸部の診察を行って、上気道閉塞の所見や危険がないかを評価します。そして二つ目として、患者が睡眠時にいびきを立てたりしていないかも、聴取します。鎮静時の舌根沈下の推定になるので、有用な情報です。睡眠時のいびきの有無は、家族が付き添いでいれば、家族に聞いたほうが実情を教えてくれることが多いです。本人は否定することが多いですが。

N：Neck mobility（頸部の可動制限の有無）

　次の N である、Neck mobility というのは何でしょうか？ 頸部の可動性ということで、具体的には、気管挿管などの手技をする時に、頸部を比較的自由に動かせるかどうかの評価です。頸なんて、いくらでも動かせますよという人もいると思いますが、高齢者などで頸部の可動性に制限があることは珍しくありません。例えば、ER などで多いシチュエーションですと、頸椎カラーの使用があります。外傷患者では、頸椎 CT の結果や頸椎の再診察などを待っている状態で、頸椎カラーを着けた状態で PSA を行うことは珍しくありません。そういう時に気道の管理は少し難しくなります。外傷以外にも、関節リウマチなどによる頸椎病変があることもあります。そのため、ここでも病歴聴取が必要です。頸椎カラーを着けておらず、明らかな可動域制限がない患者さんでも、「頸の病気を指摘されたこと

がないですか」と聞いたり、実際に頭を動かしてもらったりすることは重要です。

S：(Oxygen) Saturation（酸素飽和度に異常はないか）

LEMON の語呂を使うと、気道の体系だった評価、特に気管挿管を念頭においた評価ができます。しかし、これで終わりではありません。先ほど少し申し上げたように、実はレモンは 1 個だけではないのです。このレモンを、2 つ以上のレモンにする、つまり複数形の LEMONS にしたほうがいいという意見があります[1]。具体的には、S は、Saturation（SpO_2）の略で、酸素飽和度に異常がないかの評価です。なぜこれが大事かというと、酸素飽和度が低い患者では、鎮静中に重度の低酸素になる可能性が高く、そして、もし気管挿管が必要になった場合も、挿管処置に使える時間が少ないことが示唆されるからです。酸素飽和度が 100％から始まった場合は、酸素飽和度が 90％以下になるまで時間的猶予があります。でも、もし 92％しかベースラインとして酸素飽和度がなければ、酸素飽和度が 90％以下になるまでほとんど時間的猶予がありません。

実際には、患者の年齢や置かれている状況によって、無呼吸になった後の酸素飽和度の下がりかたは違います。これは、車の燃料の残り具合と燃費の関係にも似ています。ここでは、燃料が酸素飽和度、そして、燃費が酸素飽和度の下がりかたというわけです。燃料満タンのほうが、遠くへ行くときは安心ですね。

LEMONS は最後の "S" 以外はすべて、解剖学的な気管挿管困難の予想です。次項では、酸素化を含めた、気管挿管と PSA をめぐる生理的な評価について解説します。

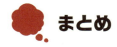
まとめ

　PSA（処置時の鎮静・鎮痛）前に実施される、気道評価のためのLEMONSについて紹介しました。実際にPSAで気管挿管が必要になるシチュエーションはほとんどありません。しかし、常に最悪の事態に備えておくという意味で、気管挿管を想定して評価するLEMONSは極めて重要です。少し覚えにくい語呂かもしれませんが、繰り返し行うことで身についてきますので、ぜひ使ってください。また、マランパチ分類のところで紹介したように、一つひとつの項目自体は単独では感度に限界があります。そこで、すべての項目を評価し、複合的に考えることが重要です。

Point

- PSA（処置時の鎮静・鎮痛）前の気道評価は、最悪の場合である気管挿管を想定して評価する
- 評価の方法はLEMON（解剖学的評価）＋S（酸素飽和度）。たくさんのレモン！
- マランパチ分類を含めて、一つひとつの感度はそれほど良くないので、総合的に評価。すべて良くても過信しない

引用・参考文献
1) Braude, D. Difficult airways are "LEMONS" : updating the LEMON mneumonic to account for time and oxygen reserve. Ann Emerg Med. 47 (6), 2006, 581.
2) Roth, D. et al. Airway physical examination tests for detection of difficult airway management in apparently normal adult patients. Cochrane Database Syst Rev. 5 (5), 2018, CD008874.
3) Hagiwara, Y. et al. Japanese Emergency Medicine Network Investigators. Prospective validation of the modified LEMON criteria to predict difficult intubation in the ED. Am J Emerg Med. 33 (10), 2015, 1492-6.
4) Soyuncu, S. et al. Determination of difficult intubation in the ED. Am J Emerg Med. 27 (8), 2009, 905-10.

4 LEMONSの限界を、HOPで飛び越える

🍫 生理的な評価に威力を発揮する HOP

👩 かなり PSA 前評価のイメージがついてきました。これで気道の評価は完璧ですね！

👨 いやいや、まだ評価は始まったばかり。前項で触れたように、解剖学的な評価だけではなく、生理的な評価も重要なんや。登山でいったら、まだ 1 合目。

👩 がっくし。でも、生理学的なことを言い始めたら、酸素化以外にもいろいろとありますよね。例えば血圧とか。

👨 素晴らしい指摘や。そこで、生理学的な難しさに特化した語呂もある。それが HOP や。

👩 ホップ・ステップ・ジャンプで飛んでいけそうですね。一緒に HOP で飛んでいきましょう。

👨 ……。

🍫 気管挿管における生理学的な難しさや不安定さを評価する HOP

HOP は H が Hypotension（低血圧）、O が Oxygenation（酸素化）、P が pH の略です 。HOP 自体は、気管挿管の際に生理学的な難しさや

表1 気管挿管を想定した、生理学的な難しさ・不安定さの
チェック項目

	HOP
Hypotension*	低血圧 / 血管内脱水の所見がないか
Oxygenation	酸素化に異常がないか
p**H****	アシドーシスの所見がないか（例：代償性の頻呼吸）

＊患者の日頃の血圧と比べて極端に低くないかも注意して確認する。
＊＊血液ガスを採取する必要は必ずしもない。

不安定さを評価するためにつくられた語呂合わせです[1]。解剖学的な
LEMONS では、項目に引っかかった場合、それに対して特別に物品を用
意したり、人を集めたりの対応はできますが、それ自体はどうしようもな
いことが多いです。例えば、Look Externally（外見の評価）で顔面外傷
があるというリスクが明らかになった場合、それに応じた準備をすること
はあっても、顔面外傷自体はどうにもできません。

　しかし、HOP で引っかかる生理的な問題の場合は、輸液、酸素投与、
薬剤投与などで、PSA 開始前に改善できることがあります。HOP に該当
する項目は、気管挿管をしなくても PSA 中の合併症のリスクになるので、
PSA 開始前に対応して、万全の状態で PSA を開始することが理想的です。

H：Hypotension（低血圧）
ショックや循環血漿量低下が隠れていないかをチェック

　HOP の最初は Hypotension、つまり低血圧です。もちろんここでいう
低血圧は、「私は低血圧で朝が弱くて～」というようなものではありませ
ん。脱水や出血などで循環血漿量が低下している患者さんは、鎮静剤の投
与によって血圧が下がることがよくあります。程度の差はあれ、プロポフ
ォールやミダゾラムなど、PSA に使われる薬剤のほとんどで血圧が下が
ります。血管内脱水の患者さんに PSA をするシチュエーションなんかあ
るかなと思われるかもしれませんが、これが意外と多い。胃潰瘍からの消
化器出血に対する上部消化管検査や、多発外傷による下肢骨折の整復など、

もともと状態が悪い患者さんに PSA をするシチュエーションというのはけっして珍しくありません。

普段の血圧と PSA 前の現在の血圧の差はどうか、頻脈になっていないか、毛細血管の再充血時間の遅延がないかなどをチェックしてください。普段から血圧が高く、βブロッカーなどの降圧剤を飲んでいる患者さんだと、見た目の血圧は正常範囲内で、しかも降圧剤の効果で頻脈が出にくい隠れ**血管内脱水**もいるので要注意です。日頃の血圧がどうかはぜひ聴取しましょう。

例えば、通常は収縮期血圧が 160mmHg あるような患者さんの収縮期血圧が 100mmHg であれば要注意です。正常範囲内でもその患者さんにとって低血圧、つまりショックである可能性が高く、さらなる評価が必要

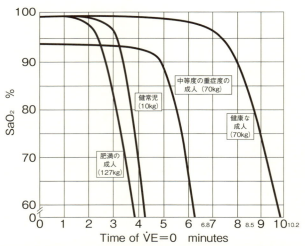

図1 さまざまなタイプの患者における無呼吸時間と SaO_2（動脈血酸素飽和度）の関係を示した曲線（文献2より作成）

SaO_2 と時間の曲線は、コンピュータモデルによって作成されている。スタート地点（無呼吸発生時の SaO_2）が低いと、重度の低酸素血症に至るまでの時間が短い。また、小児や肥満患者では、曲線の角度が急であり、無呼吸の発生から重度の低酸素血症に至るまでの時間が短いことに留意する。

です。

O：Oxygenation（酸素化）

前項の Saturation（酸素飽和度）で触れましたが、患者さんに呼吸抑制が起こってしまった場合、低酸素血症に至るまでに少し時間があります。しかし、もともと動脈血中の酸素濃度が低い患者さんでは、酸素飽和度が正常値内であったとしても、低酸素血症に至るまでの時間も短く、低酸素血症のリスクになります**図1**。では、酸素飽和度が高ければ大丈夫かというとそうでもないのが難しいところです。例えば、小児では体内での酸素消費量が多く、また体重に対して肺胞容積が小さいため、すぐに低酸素血症になってしまいます。

また、無呼吸の状況でも、高流量の酸素を投与していれば、酸素飽和度の下がりかたはゆっくりであることが最近の研究では証明されており、"無呼吸酸素化（apneic oxygenation）" として知られています。「無呼吸なのに、酸素化？」と思われたあなたは素晴らしい！ 無呼吸酸素化に関しては、後々PSA の準備の項で詳しくお話ししようと思います。

ここではPSA 前に酸素化をしっかりしておくことが重要だと覚えておけば十分です。極めてまれな例外もありますが、低酸素血症や正常値ボーダーラインギリギリの状態で PSA を始めるということがあってはいけません。**ガソリンタンクがほとんど空っぽの状態で旅に出るのと同じ**です。

P：pH（アシドーシスの有無）

pH では、特にアシドーシスがないかの確認をしましょう。患者さんの中には、腎不全などによって全身状態が PSA 前から悪かったり、敗血症があったりして、処置前に代謝性アシドーシスを伴っていることは珍しくありません。重度の代謝性アシドーシスがある場合、頻呼吸による代償性の呼吸性アルカローシスによってなんとかバランスを保っていることがあります。その場合、鎮静による呼吸抑制と、それによる呼吸性アルカローシスの消失は、すぐさま死につながります**図2**。

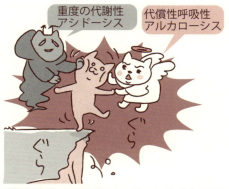

図2 重度の代謝性アシドーシスがある患者が、代償的な呼吸性アルカローシスによってなんとかバランスを保っているイメージ図

少し呼吸抑制が起こるだけで、代償的な呼吸性アルカローシス（天使）がなくなり、患者は崖から落ちて奈落の底（死）に至る。

　PSA前に全例血液ガスを採取する必要はありませんが、アシドーシスの有無について検討し評価することは必要です。**評価が容易で、かつ良い指標になるのは、患者さんの呼吸様式や呼吸数です**。頻呼吸は、代謝性アルカローシスの代償的なものかもしれません。呼吸数が速い場合は、他のバイタルサインが正常範囲内でも油断大敵です。お気づきの通り、敗血症で用いられる、意識・循環・呼吸の3つの項目で成り立つqSOFAスコア[3]と同じ考え方です。qSOFAスコアで引っかかるような患者さんは、PSAもハイリスクというわけです。

　もし血液ガスを取る場合は、pH自体が正常範囲内でも安心せずに、代謝性アシドーシスや代償的な呼吸性アルカローシスがないかを注意して解釈しましょう。

HOPで引っかかった項目はPSA前に改善する

 HOP勉強になりました。軽い響きですが、実はとっても重要なのですね。

 その通り。

 PSAを行う前に、補正できるところは補正して、合併症が起きにくくするわけですね。

 それが最も大事や。

 では、補正が難しい場合はどうするのでしょうか？

 良い質問やな。**補正が難しい場合は、気道に関する道具やモニタリングがより整っているオペ室で行ったり、いつもよりスタッフを集めたりする**などの対処が必要になる。

HOPを評価する究極の意味とは

　HOPを評価する究極の意味は、PSAを行う前になるべく補正すること、そして補正できないようなハイリスクの場合は、ケアのレベルを上げることにあります。

　HOPの3つのどれかが引っかかることは珍しくありません。敗血症、外傷による出血、嘔吐による脱水などいろいろなシチュエーションがあります。脱水であれば細胞外液による輸液、出血であれば輸血などによって鎮静前に補正することが重要です。そうすることで、合併症を予防し、安全にPSAと処置を行うことができます。

　またそれでもハイリスクの場合は、ケアのレベルを上げることを躊躇し

ないようにしましょう。つまり、オペ室で処置を行ったり、より多くのスタッフと備品を集めたりすることが重要です。面倒くさく感じますが、処置中に急変してバタバタするよりも何倍もマシで、筆者自身も後悔したことがあります。

まとめ

　生理学的な難しさや不安定さを評価するための語呂合わせである HOP は覚えやすく、有用です。米国では HOP Killer（キラー）などと呼ばれ、HOP に該当する症例はハイリスクであることは集中治療、救急、麻酔などに携わるスタッフにはよく知られています。使いやすいので、今日からぜひ試してみてください。

💡 Point

- HOP は H が Hypotension（低血圧）、O が Oxygenation（酸素化）、P が pH（アシドーシスの有無）の略
- HOP が引っかかった場合は、PSA を行う前になるべく補正する
- 補正できないようなハイリスクの場合は、ケアのレベルを上げる。オペ室外で無理にやろうとせず、オペ室で処置を行うことを躊躇しない

引用・参考文献
1) Weingart, S. et al. The HOP Mnemonic and AirwayWorld.com Next Week. EMCrit RACC. 2012. https://emcrit.org/emcrit/hop-mnemonic/（2024 年 8 月閲覧）
2) Benumof, JL. et al. Critical hemoglobin desaturation will occur before return to an unparalyzed state following 1 mg/kg intravenous succinylcholine. Anesthesiology. 87 (4), 1997, 979-82.
3) 日本版敗血症診療ガイドライン 2020 特別委員会. 日本版敗血症診療ガイドライン 2020. 日本集中治療医学会雑誌. 28 (Supplement), 2021, 411p. https://www.jsicm.org/pdf/jjsicm28Suppl.pdf（2024 年 8 月閲覧）

5 換気困難の予測はMOANSで

なぜ換気困難を予測することが重要なのか

今回は換気困難を予測する方法について説明するぞ。

どうして換気困難の予測が必要なのですか？ LEMONSやHOPで、気管挿管の難しさについてはすでに評価しましたよ。

PSAで最も頻繁に起こる合併症は呼吸器系の合併症やったな。

そうですね。無呼吸や低換気などが多いという話でした。

無呼吸や低換気は過鎮静の結果として起こることが多い。そのため、無呼吸や低換気が発生した時にまず行うことは患者さんへの刺激や。

それで患者さんの覚醒が促されて、自発呼吸が戻ればOKですもんね。

そうや。ただ、それでは改善せずに、さらなる介入が必要になることがある。ちなみに、PSAの合併症において最もよく施行される手技がなんだかわかるか？

一番多い合併症が無呼吸や低換気ということは、気道や呼吸に関する手技ですよね。

鋭い！

今日は冴えてますよ。

PSA の合併症に対して最も頻繁に行われる手技はバッグバルブマスク補助

　日本の救急外来における PSA の多施設観察研究（Japanese Procedural Sedation and Analgesia Registry：JPSTAR）を見てみましょう。それによると、バッグバルブマスクによる換気補助が、PSA の合併症に対する手技の中では最も多く、全 PSA 症例中 11.1％で実施されていました 図1 [1]。平均すると、9 症例 PSA を実施すると、1 症例で経験する計算になります。

　このデータからもわかるように、バッグバルブマスクによる換気が必要になることは珍しくありません。いざバッグバルブマスクで換気しようと思ったときにうまくできないと大変困ります。というわけで、PSA 開始前にまずちゃんと換気できるか評価することが重要になります。換気困難のリスクがないかをチェックするためにはいろいろな方法が開発されていますが、まず一番よく知られている MOANS を見てみましょう。

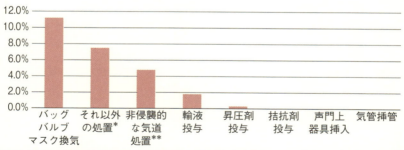

図1 日本の救急外来における PSA の多施設観察研究（JPSTAR）における合併症のタイプと発生率のグラフ

＊それ以外の処置：経鼻エアウェイ挿入など。
＊＊非侵襲的な気道処置：顎先挙上法、下顎挙上法など。

換気困難の予測のトップバッターは MOANS

換気困難の予測評価は MOANS で行う。

あ、また英語。MOANSってなんですか？ モゥーと叫びたいです。

そう、それ！

え？

MOAN は英語で"叫ぶ"という意味や。MOANS はそれに S をつけた 3 人称単数形。M が Mask Seal（直訳：マスクの密閉）、O が Obesity（肥満）、A が Age（年齢）、N が No teeth（歯がない）、S が Stiff lungs（硬い肺）を意味している 表1 。

　MOANS のそれぞれのアルファベットが何を意味しているのか、それぞれ見ていきましょう。年齢や肥満は何となくわかりますが、ピンとこないのもありますね。

表1 換気困難の予測に使われる MOANS の項目と説明

MOANS の項目	解説
Mask Seal	バッグバルブマスクのマスクがフィットしない要因（例：ひげ、顔面の出血、下顎骨骨折、小顎症）
Obesity	肥満
Age（≧ 55）	55 歳以上の高齢者
No teeth	歯牙欠損
Stiff lungs	換気障害を起こすような肺疾患や状態（例：喘息、妊娠）

M：Mask Seal（バッグバルブマスクのマスクがフィットしない要因）

　ここでのマスクは、基本的にはバッグバルブマスクのマスクを示しています。マスクがフィットしないと空気が漏れてしまい、有効に換気ができません。そういう臨床的な特徴がないかをチェックします。例えば、ひげがぼうぼうに生えている人は、マスクは全然フィットしません。また下顎骨骨折などで顎に問題がある患者さんや顔面外傷の患者さんもマスクがフィットしにくいことがあります。

O：Obesity（肥満）

　次の O は Obesity で、肥満という意味です。高度の肥満がある患者さんは、喉頭内腔が狭くなっていることがあります。そうすると、換気も難しくなります。また、換気とは直接関係しませんが、睡眠時無呼吸などがある肥満の患者さんは多く、それ自体が PSA におけるリスクになります。

A：Age（55 歳以上の高齢者）

　A の Age は、ご存知のように年齢という意味ですが、MOANS では 55 歳をカットオフとして用います。高齢者は、いろいろな意味で換気を行う上でリスクになり注意が必要です。

　例えば高齢者では、COPD などの閉塞性肺疾患に罹患している人が若い人に比べて多く、加齢に伴う軟部組織の弾力性の低下も、換気が難しくなる要因となります。ここでは、55 歳がカットオフとなっていますが、この 55 歳というのはあくまで目安で、何歳で区切ればよいかについては明確なエビデンスは不足しています。なので、54 歳だから OK でもないし、56 歳ならアウトというものでもないです。というわけで、複数ある項目のうちの、一つの目安と考えることが重要です。

N：No teeth（歯牙欠損）

次の N は No teeth で、直訳すると"歯がない"という意味になりますが、どうして歯がないとリスクになるのか考えてみましょう。皆さんは、歯が全くない患者さんに対して、バッグバルブマスクで換気をしたことがあるでしょうか？

かなり難しい、と言うかほぼ不可能に近かったと思います。歯は、マスクがフィットする部分を下からサポートして、頬の形を整える役割をしています。頬の形が整わないと、マスクがうまくフィットせず、空気がダダ漏れになるのです。患者さんが総義歯の場合は、それを入れておくことで換気可能になります。バッグバルブマスクで換気をする際は、総義歯は入れておいたほうが換気は容易です。極めて珍しいですが、もし気管挿管が必要になった場合は、喉頭鏡を口腔内に挿入する直前に総義歯は取ればOK です。

S：Stiff lungs（換気障害を起こすような肺疾患や状態）

最後の S は、Stiff lungs で、直訳すれば"硬い肺"という意味になります。肺のコンプライアンスが下がる疾患、つまり肺が広がりにくい疾患が該当します。拘束性肺疾患、具体的には間質性肺炎などを指します。肺が広がりにくいという意味では、胸水貯留なども含まれます。誤解を恐れずにざっくり言ってしまうと、肺に大きな問題がないかどうかということになります。

気になる MOANS の精度は？

 LEMONS の時は、M のマランパチ（Mallampati）分類は感度 51%、特異度 87% で、それほど良くないという話でしたけど、MOANS だとどうなのですか？

おお、良い質問。そして素晴らしい記憶力。

先生が言ったことを覚えていないと、後でガミガミいろいろと言われるので、ちゃんと覚えるようにしています。ねちっこく言われるのが本当に嫌で。

お願いだからパワハラ上司みたいに言わないで……。

まあまあ。

で、そのMOANSの精度なんやけど、感度や特異度に関するエビデンスは限られている。MOANSの元になった単施設の前向き研究によると、5つの項目のうち2つを満たした場合、換気困難に関する感度は72%で特異度は73%やった[2]。1つだけ項目を満たした時や5つとも満たした時などで比較しているけど、2つをカットオフにした時で精度が一番良かった。この5つの項目やけど、正確にはMOANSとは少し違い、Stiff lungsの代わりに、いびきの既往で評価しているのもポイントや 表2 。

つまり、どういうことでしょう？

表2 換気困難の予測における、ヒットする項目の数と予測性能（文献2を参考に筆者作成）

当てはまる項目の数*	感度	特異度
1	0.92	0.38
2	0.73	0.73
3	0.35	0.91
4	0.07	0.99
5	0.00	1.00

＊年齢55歳以上、BMI26以上、歯がない、いびきの既往、ひげの5つで評価した。

該当する項目が多ければ多いほど、換気困難の可能性が高いということや。逆に全部当てはまらないと、恐らくそのリスクは低い。

なるほど。そう考えるとわかりやすいです。

ただ、完璧なものでもないので、やはり注意は必要やな。

MOANS（叫び）VS ローマ人

　LEMONS は日本語でも発音がレモンなので馴染みがあり、英語の綴りも簡単ですが、MOANS は多くの日本人にはあまり馴染みがない英語です。資料によっては、英検1級か準1級レベルという記載もあるぐらいですので、アメリカで暮らしていても日常生活にはなんら差し支えないです。ただ、知らない英単語の語呂だと、覚えにくいのが悩ましいですね。MOANS の代わりに、ROMAN 表3 という語呂を提唱している人もいます。ROMAN は察しの良い皆様ならピンときたかもしれませんが、"ローマの"とか"ローマ人"という意味になります。MOANS と ROMAN だと、叫びながら進撃してくる部族とローマ軍団の戦いを思い起こすのは私だけでしょうか？

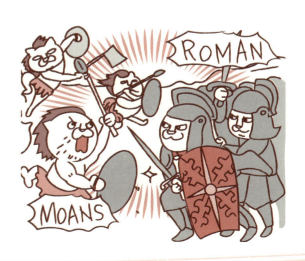

表3 換気困難の予測に使われる ROMAN の項目と説明

ROMAN の項目	解説
Radiation（head and neck） **R**estriction（poor lung compliance）	・頭頸部への放射線治療は、組織の柔軟性を傷害するので換気障害のリスクになる ・肺コンプライアンス（肺の膨らみやすさ）を傷害する疾患
Obesity **O**bstruction（upper airway） **O**bstructive sleep apnea	・肥満 ・上気道閉塞 ・閉塞性睡眠時無呼吸
Mask seal **M**allampati **M**ale	・バッグバルブマスクのマスクフィット ・マランパチ分類 ・男性
Age over 55 years	55 歳以上の高齢者
No teeth	歯牙欠損

　似ている項目が多いですが、Rに放射線治療が入っていたり、MにMallampatiがあったりと、こちらはもう少し網羅的です。結局は、覚えやすくて使いやすければ良いので、良い感じの日本語の語呂を考えてくれる人がいるといいなと思っています。それまでは、MOANSかROMANのどちらかを使ってください。

💭 MOANSで換気困難が想定される場合の対処は？

MOANSで換気困難が想定されたりした場合は、どうすればいいのでしょうか？

準備が大事や。もし気道管理が自分たちで難しそうな場合は、気道管理が得意なベテラン医師や、麻酔科の先生にお願いして、オペ室で万全に設備を整えた状態で実施するのも良い手やな。準備の中には、外科的な気道確保の物品なども揃えておく。

明らかに換気が難しそうな患者さんには、PSAしたくないですもんね。ただ、それでも緊急で処置のためにPSAをしなければいけない時がありますよ。

ひげの患者に対するドレッシング材を用いた方法

　伊丹先生の言う通り、緊急の処置のために、どうしてもPSAをしないといけないことがあります。循環動態が不安定な頻脈性不整脈にカルディオバージョンを行う場合や、神経障害を伴う骨折整復の場合など、例を挙げればきりがありません。

　豊かなひげをたくわえる患者さんは時々おられます。そういう患者さんにバッグバルブマスク換気が必要になった場合はどうすればよいでしょうか？　時間に余裕があって、患者さんがひげをそることに同意してくれるならそうしたいところですが、そうはいかないことがあります。ひげがたっぷりあって換気が難しい患者さんに対しては、いくつかの方法が提唱されています。一つは、創部などに使うドレッシング材を顔に貼って、**口の部分に穴を開ける**方法です**図2**。テガダーム™ドレッシングなどの商品

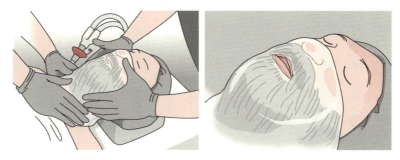

図2　ひげが多い患者のマスクフィットを良くする方法（文献3を参考に作成）
Step1 図左：アシスタントと一緒に大きいドレッシング材を広げている様子。なるべく開口した状態でドレッシング材を広げること、そして大きなドレッシング材を使用することがうまく実施するためのポイント。
Step2 図右：速やかに口の部分に穴を開けて完成。この状態だと、バッグバルブマスクがうまく顔面にフィットする。

を使った症例が報告されています[3]。ドレッシング材はなんでもフィットするので、その特性を使った裏技ですね。

　もう一つの方法は、超音波などに使うジェルをひげに塗る方法です[4]。こちらのほうが昔から知られている方法ではありますが、容易に想像できるように、患者さんの顔も手技者の手もベトベトになり、あまり人気はありません。誰でもベトベトは嫌ですよね！

気道の評価の次は？

 これで気道の評価は終了や。

 やったー！ ついに PSA 開始ですね。

 と、その前に、ASA-PS 分類で全身状態を評価する必要がある。

 え？

まとめ

　この項で PSA 前の気道評価方法は終了です。ひとまずご苦労様でした！気管挿管に比べると、バッグバルブマスクによる換気補助が必要になるシチュエーションは頻繁にあります。そのため、**PSA 開始前**に換気困難を予測することは極めて重要です。MOANS は換気困難の予測に使いやすいツールなので、ぜひ使用してください。

　次項では、American Society of Anesthesiologists Physical Status 分類（通称 ASA-PS 分類）を紹介します。ASA-PS 分類による全身状態評価によって、PSA が安全に実施できるかを判断します。これまでの AMPLE、LEMONS、そして MOANS によって細かな評価自体は終わっており、

ASA-PS 分類自体は簡単ですので安心してください。

Point

● PSA（処置時の鎮静・鎮痛）では、バッグバルブマスクによる換気補助が必要になることは珍しくない

● MOANS か ROMAN を用いて換気困難を予測する

● ひげでどうしても換気が難しい場合は、ドレッシング材を用いて解決

引用・参考文献

1) Norii, T. et al. Japanese Procedural Sedation and Analgesia Registry investigators. Procedural sedation and analgesia in the emergency department in Japan : interim analysis of multicenter prospective observational study. J Anesth. 33 (2), 2019, 238-49.
2) Langeron, O. et al. Prediction of difficult mask ventilation. Anesthesiology. 92 (5), 2000, 1229-36.
3) Sinha, AC. et al. Difficult mask ventilation: Tegaderm for sealing a patient's fate! J Clin Anesth. 25 (8), 2013, 679-80.
4) Althunayyan, SM. et al. Using gel for difficult mask ventilation on the bearded patients: a simulation-based study. Intern Emerg Med. 16 (4), 2021, 1043-9.

PSA前の全身状態評価に、絶対忘れてはいけない分類法とは？

手術や処置前の身体状態を表すASA-PS分類

これまではPSA前に行う気道関係の評価について話してきた。気道の評価はもちろん大事やけど、それと同じぐらい大事なのが全身状態の評価や。

というと？

もともと重度の既往症があったり、それがコントロールされていない状況だったりすると、鎮静のリスクが高くなる。

そりゃそうですね。でもどうやって評価するんですか？

そこで出てくるのが、PSA前の身体状態を評価するための標準的な分類であるASA-PS分類や。

え？ 朝（あさ）？ 今は昼ですよ。

ちゃうちゃう。American Society of AnesthesiologistsのPhysical Status分類、通称エー・エス・エー・ピー・エス分類や。エー・エス・エー分類と略されることも多いな。それで全身状態を大まかに評価して、PSAが実施できる状態なのか、それとも麻酔科に相談してオペ室で施行したほうがいいのかを判断する。

研修医：全然聞いたことないです。ASA-PS 分類ってなんですか？

ASA は American Society of Anesthesiologists（米国麻酔科学会）

　ASA-PS 分類は American Society of Anesthesiologists の Physical Status 分類のことで、短くエー・エス・エー分類と呼ばれることもあります。Anesthesiologists は麻酔科医という意味の英語ですので、American Society of Anesthesiologists（ASA）は、米国麻酔科学会と訳されます。ちなみに、Physical Status は、身体的状態という意味です。日本でも、フィジカルが強いなどと言いますよね。そのフィジカルです。私は一度も言われたことがありませんが。

　身体的状態とは、ここでは手術や処置前の全身状態を指して、全身状態を大まかに分類することがこの分類の大きな目的です。全身麻酔前に使われることが多いですが、簡便に全身状態を分類できるため、PSA にも使われます。ではどうして、この分類が大事なのでしょうか？

　一言でいうと、PSA を安全に実施できる状態なのか評価するためです。分類上で高リスクな場合は、PSA を実施せず、オペ室で施行したほうがいいこともあります。

　を見てもらえばわかるように、ASA-PS 分類は 6 つに分かれます。ぱっと見た感じでわかるように、1 が一番健康でリスクが低く、数字が大きくなるにつれてリスクが高くなっていきます。

低リスク

　ASA 1、つまり ASA-PS 分類の 1 は、全身疾患がない健康な患者さんを表すのに使われます。ASA 2 は、軽度かコントロールが良好な全身疾患がある患者さんです。良くコントロールされている高血圧などはこれに当てはまります。ASA 1〜2 だと、低リスクと通常評価され、気道などに

表1 American Society of Anesthesiologists の Physical Status 分類（通称 ASA-PS 分類）

分類	患者の状態	例	麻酔科コンサルト
1	全身疾患なし	健康で喫煙がなく、飲酒はないか少量	基本的には不要*
2	軽度かコントロール良好な全身疾患のみ	コントロール良好な高血圧や糖尿病、軽度肥満（BMI < 40）、妊娠	基本的には不要*
3	複数もしくは中等度の全身疾患	コントロール不良な高血圧や糖尿病、高度肥満（BMI > 40）、COPD、3カ月以上経過した心筋梗塞	基本的には不要*
4	コントロール不良な全身疾患	冠動脈疾患ステント留置後（3カ月以内）、敗血症、急性肺障害	必要
5	瀕死の状態（手術を行わないと24時間以内に死亡する）	大動脈破裂、重症外傷、腫瘤効果（mass effect）を伴う頭蓋内出血	必要
6	脳死移植のドナー患者	—	PSA 適応外
E**	緊急手術	手術が遅れると患者の生命や身体（例：四肢）に危険が及ぶ場合	—

* 全身状態（ASA 分類上）であり、LEMONS、MOANS などで気道困難が予測されればその限りではない。また、ASA 3 では内科コンサルトが行われることもある。
** E；Emergency surgery（緊急手術）施行の際に使われるコード。

異常がなければ、オペ室外で PSA を行うことは問題ありません。

中リスク

ASA 3 は、中等度の全身疾患がある患者さんで、具体的にはコントロール不良な高血圧や高度肥満、3カ月以上前の心筋梗塞の既往などがそれに該当します。

ASA 3 は、ASA 1・2 に比べるとリスクが高くなります。ただ、高リスクというほどではないので、麻酔科コンサルトをしたり、オペ室で処置をすることは日本ではまれです。ただ、疾患によっては循環器内科などにコンサルトが必要になります。ASA 3 で麻酔科コンサルトが必要かどうかはガイドラインによっても異なるので、施設内であらかじめルールを作成するのがベストです。

高リスク

　ASA 4 は、コントロール不良な全身疾患がある患者さんです。具体的には、冠動脈疾患ステント留置されたばかりの患者さんや現在進行形の敗血症の患者さんがこの分類に当てはまります。どうしてそんな人にPSAが必要になるのと思われるかもしれませんが、実は意外と多いです。例えば、閉塞性胆管炎で敗血症の患者さんにERCPを実施するときなどは、まさにこのシチュエーションでしょう。

　ASA 5 は、大動脈破裂や重症外傷などが今まさに存在する患者さんで、手術などを行わないと命の危険がある患者さんです。どう考えてもリスクが高そうですよね。

　全体的に見直してみましょう。ASA 1 や 2 に比べると ASA 3 ぐらいからPSAのリスクは高くなります[1,2]。4 や 5 に該当する場合はさらにリスクが高い患者さんなので、ERや病棟では普通はPSAを行いません。もちろん例外はあります。例えば、ERでPSAが必要となる症例や、カテ室で緊急で経皮的冠動脈インターベンション（percutaneous coronary intervention：PCI）が実施される症例では、ASA4に該当する患者さんが多いです。その症例すべてで麻酔科コンサルトが必要かは判断が難しいところです。関わる医療スタッフのPSAに対する熟練度、ERやカテ室の設備などを鑑みて、施設ごとにある程度決まりを作っておくのが理想的です。ただ、基本的には高リスクなので、もっと設備が整っているオペ室などで行ったほうがよいでしょう。また、延期したり、PSA以外の方法で処置を実施したりというオプションもあり得ます。

PSA以外の方法で処置を快適にする

「PSA以外の方法で処置を実施」というのはどういうことでしょう？

痛みを伴う処置だと、区域ブロックなどを使う方法があり、最近関連する研究も増えてきている。例えば、手首の骨折の整復には、血腫ブロックという方法を用いれば、PSA を用いなくても快適に処置が受けられるという報告も最近は多いな[3]。

それは良いですね。

また、処置によっては、PSA よりも区域ブロックを用いたほうが、病院滞在時間が短いという研究もある[4]。PSA を行うと、どうしても鎮静終了後の経過観察などに時間がかかるからな。特に、高齢者などでは、完全に鎮静前の状態まで覚醒するのにかなり時間がかかることも珍しくない。

なるほど。そういうオプションは ASA-PS 分類が高いときにこそ重要そうですね。

PSA 以外の方法としては、ほかにも音楽を使った方法も知られている。特に子どもの場合には、映像などを見せて注意をそらす方法、また催眠術など、多種多様な方法が試されている。縫合処置などの比較的小さな処置では、注意をそらす方法は極めて有用や。このあたりは、話せば長くなるから、また後ほど詳しく紹介しようと思う。

表2　ASA-PS 分類における妊婦や小児患者の分類例 (文献 5 より作成)

分類	小児の分類例	妊婦の分類例
1	健康な小児	該当なし
2	無症候性先天性心疾患	正常妊娠 コントロール良好な妊娠高血圧症
3	1 型糖尿病、腎不全、コントロール不全のてんかん	合併症を伴う妊娠糖尿病
4	敗血症、ショック	HELLP 症候群
5	重症外傷、ECMO が必要な状態	子宮破裂

ECMO；Extracorporeal Membrane Oxygenation
HELLP；Hemolysis, Elevated Liver enzymes and Low Platelets

ASA-PS 分類における妊婦や小児患者の扱い

ところで ASA-PS 分類の表に戻って質問なのですが、妊娠していたら自動的に 2 に分類されるのですか？

良いところに気づいたな。そうなんや。特に合併症のない妊娠でも自動的に 2 以上になる 表1、2 。

どうして妊娠していたら、自動的に 2 以上に分類されるのですか？

良い質問や。換気困難のリスクの評価でも触れたように、妊娠していると換気が難しくなる。また、生理的な変化もあって、妊娠していないときとはリスクが同じではない。なので、ASA-PS 分類では妊娠していれば自動的に 2 以上になる。

なるほど。そして妊娠に伴う合併症があれば 3 や 4 の分類になるわけですね。

そうや。同様に、小児の分類例なども最近では公に提示されていて、分類がしやすいようになっている。

ASA-PS 分類における緊急手術の扱い方

　ASA-PS の 1～6 の分類はわかりやすいのですが、それに加えて E という表記を使うこともあります。この E というものはなんでしょう？ E は Emergency の E で、緊急麻酔のときに付けられる分類です。1～6 の分類に付加される形で使われます。例えば、コントロール良好な高血圧がある患者さんが緊急的に麻酔や鎮静が必要になった場合は、ASA 2E となります。緊急の麻酔や鎮静は、緊急であるということ自体がリスクを高くするので、通常の 1～6 に加えて、緊急であることを明確にするために、E をつけるというわけです。ただ、PSA では、E は省かれることが多いので、

それほど気にしなくても大丈夫です。

第二次世界大戦中に開発された ASA-PS 分類

ところで、ASA-PS 分類の歴史は古くて、初代は実は 80 年も前に作成された。

え！？

1941 年やから、第二次世界大戦中や。

すごく古いですね。

といっても、世界で初の全身麻酔を華岡青洲が行ったのが 1804 年、ウィリアム・T.G. モートンがエーテルで吸入麻酔をアメリカで行ったのが 1846 年やから、長い麻酔の歴史では比較的最近ともいえる。

それでも 80 年も歴史があって、それがまだ使われているのはすごいです。

もともと作成された目的は、麻酔前の患者の状態に関連する統計データを収集・集計することやった[5]。

どういうことでしょうか？

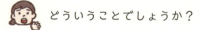 ASA-PS 分類が作られた本当の理由

　例えば、A 病院と B 病院という二つの病院があり、その二つの病院の胆嚢摘出術の周術期の合併症を比べたいとします。A 病院は高齢者や糖尿病などの患者さんが多い地域にあり、ハイリスクの患者さんが多い。逆

58

にB病院は若くて健康な患者さんが多い。その場合、2病院の周術期の合併症発生率は単純に比較できません。そこで、そういうことを評価する道具として開発されたのがASA-PS分類というわけです。ざっくり言うと、統計的な比較を行うために開発されたわけですね。

ここで重要なのが、もともと分類を作った目的が、**それぞれの患者のリスクを予想するために作られたものではない**ということです。また、簡便なのが売りですが、そのぶん定義などが細かくないため、同じ患者さんを別の医療者が評価したとき、どの分類に当てはめるか結構食い違いがあるといわれています[5]。そのようなリミテーションも覚えておいたほうがよいでしょう。

ところでこの分類ですが、80年前のものがそのまま使われているわけではありません。何度か分類の追加や表現の改訂があり、最新版は2020年にできたものです**表3**。先ほど取り上げた小児や妊婦の例は、2020年に追加されたばかりで、それ以前には記載がありませんでした。

表3 ASA-PS分類の歴史の概要（文献5、6より作成）

年	イベント / 変更点
1940	ASAがSaklad医師たちからなる委員会を編成。委員会のミッションは、麻酔前の患者の状態に関連する統計データを収集および集計するためのシステムを開発すること
1941	Saklad医師たちが最初の分類を発表。現在の分類とコンセプトは似ているが、1〜4が待機手術、5〜6は緊急手術患者のために使用されるなど、細かな点で違いあり
1950	Saklad医師来日
1961	Dripps医師たちが、緊急手術ではEをつけるなどの変更版を発表
1983	6つ目の分類（脳死移植のドナー患者）が追加される
2014	それぞれの分類の典型的な患者の例が追加される
2020	小児と妊婦における、それぞれの分類の典型的な患者の例が追加される

ASA；American Society of Anesthesiologists（米国麻酔科学会）
ASA-PS；American Society of Anesthesiologists Physical Status

表4 日本の救急外来におけるPSAの多施設観察研究（JPSTARにおけるASA-PS分類の分布 n=332）

（文献7より作成）

ASA class	症例数 n（%）
1	79（23.8）
2	172（51.8）
3	71（21.4）
4	10（3.0）
5	0（0.0）

JPSTAR；Japanese Procedural Sedation and Analgesia Registry

🗨 ASA-PS分類でみる日本の救急外来におけるPSA

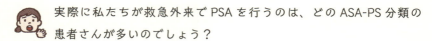

実際に私たちが救急外来でPSAを行うのは、どのASA-PS分類の患者さんが多いのでしょう？

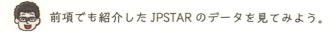

前項でも紹介したJPSTARのデータを見てみよう。

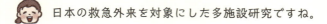

日本の救急外来を対象にした多施設研究ですね。

それによると、2017年5月から2018年4月までの一年間で332人がレジストリに登録され、一番多かったのはASA 2で172症例（51.8%）やった **表4**。

ASA 2はともかくとして、ASA 3に分類される患者さんが結構多いのは意外でした。

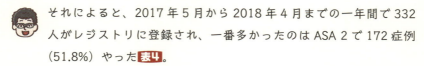

日本では、諸外国に比べても高齢化が進んでいて、患者さんの中に既往症などがある人も多い。そのため、ASA 3に分類される患者さんはある程度いるし、ASA 4に分類される人も珍しくない。ASA 3

以上は、合併症のリスクが高くなることが知られているから、気をつけたいな。米国などでは、ASA 4 以上は必ず麻酔科にコンサルトすることを義務づけているところも多い。

今回の症例に戻ると、特に既往のない健康な 30 代の男性患者なので、ASA としては 1 ですね。

そうやな。なので、気道管理上の大きなリスクがなければ、麻酔科のコンサルトは不要や。

気道管理の評価は LEMONS と MOANS でしたね。

その通り。

今回の症例だと、年齢も若いですし、気道管理のリスク上も大きな問題はなさそうでした。なので、パッパと鎮静してサクッと整復処置を終わらせましょう。そろそろ日勤が終わる時間だし、早く帰りたいな。今夜は昨日スーパーの特売で買っておいたお肉があるんですよ。

まあ落ち着け。ここまでで評価は完璧にできたから、それを踏まえて鎮静計画を立てる必要がある。そして、鎮静計画に伴うリスクと代替案を患者さんに説明して、実際の準備に取りかかるんや。

本当に、**手術麻酔の時と同じ流れ**なのですね。

その通り。というわけで、今回で PSA 前評価は完了で、次回は PSA の計画の立案に移るぞ。

私は早く帰って夕食の計画立案に移りたいです……。

まとめ

　本項では PSA（処置時の鎮静・鎮痛）前の全身評価である ASA-PS 分類について紹介しました。ASA-PS 分類は、検査などが不要な簡便性が高い分類方法で、手術麻酔前だけでなく、PSA 前にもよく使用されます。本項で PSA 前評価は完了で、次項は PSA の計画立案、つまり行う処置と患者さんのリスクに基づいた、使用する鎮静／鎮痛剤や鎮静深度の決定に移ります。

Point

- PSA（処置時の鎮静・鎮痛）前の全身評価では、ASA-PS 分類を用いる

- ASA-PS 分類は 1 が健康で、数字が上になる程リスクが高い。ASA 4（コントロール不良な全身疾患）や ASA 5（手術を行わないと 24 時間以内に死亡する瀕死の状態）は極めてリスクが高いため、基本的には麻酔科コンサルトが必要

- ASA-PS 分類や気道の評価でリスクが高いと判断された患者では、PSA 以外の方法（例：区域ブロック）や手術室での処置の実施なども検討する

引用・参考文献

1) Caperell, K. et al. Is higher ASA class associated with an increased incidence of adverse events during procedural sedation in a pediatric emergency department? Pediatr Emerg Care. 25 (10), 2009, 661-4.
2) Miner, JR. et al. Procedural sedation of critically ill patients in the emergency department. Acad Emerg Med. 12 (2), 2005, 124-8.
3) Bear, DM. et al. Hematoma block versus sedation for the reduction of distal radius fractures in children. J Hand Surg Am. 40 (1), 2015, 57-61.
4) Tezel, O. et al. A comparison of suprascapular nerve block and procedural sedation analgesia in shoulder dislocation reduction. Am J Emerg Med. 32 (6), 2014, 549-52.
5) Horvath, B. et al. The Evolution, Current Value, and Future of the American Society of Anesthesiologists Physical Status Classification System. Anesthesiology. 135 (5), 2021, 904-19.
6) Takeshita, H. et al. The academic highway between the United States and Japan. Anesthesiology. 103 (5), 2005, 923-4.
7) Norii, T. et al. Japanese Procedural Sedation and Analgesia Registry investigators. Procedural sedation and analgesia in the emergency department in Japan: interim analysis of multicenter prospective observational study. J Anesth. 33 (2), 2019, 238-49.

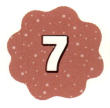
7 PSAの鎮静計画の意味

PSAの計画立案では、「PSAを必要とする処置」と「なぜPSAなのか」をまず考える

 By failing to prepare, you are preparing to fail.

 いきなりどうしたんですか？

 「準備を怠ることは、失敗する準備をしているようなものだ」という格言や。

 なぜだかわかりませんが、とても心が痛みます。小学校の夏休み最終日がフラッシュバックのように蘇ってきました。

 アメリカ合衆国建国の父の一人と言われる、政治家であり科学者であったベンジャミン・フランクリンの格言や。今でもアメリカ人が尊敬する歴史上の人物として名前がよくあがる。

 有名な人なんですね。

 アメリカ100ドル札になっているぐらいやからな。ちょっと前まで100ドルはだいたい1万円やったのに、今は1万5千円以上や。1万円両替しても、70ドルにもならんぞ。いったいこの円安はどうなってんねん（注：2024年11月現在）。

で、結局何の話でしたっけ。

 計画や準備が大事という話や。

 そうでした。脛腓骨骨折がある患者に対して、処置時の鎮静・鎮痛（PSA）を用いて、骨折整復を行うという話でした。そこで、前回までに評価が完了したので、ここからPSAの計画立案に入るっていう話ですね。

 あいかわらずまとめだけは素晴らしい。

 なんですって？

 いやいやこっちの話。

 でも、計画立案って難しい響きがあって、ちょっと敬遠してしまいます。

 いや難しく考える必要はまったくない。PSAの目的、つまりPSAを必要とする処置と、これまで学んできたリスク評価を合わせて考えれば、鎮静計画はスムーズに作成できる。ちゃんとPSAの目標が明確で、評価もちゃんと行ってきたのなら心配無用や。

 というと、具体的にはどういうことでしょう。

 ## 全然難しくないPSAの計画立案

　みなさんは準備や計画を立てるのは得意ですか？筆者はギリギリまで待ったり、そもそも行き当たりばったりになったりすることが私生活では多いダメダメな人間です。筆者ほどではなくても、計画を立てるのは不得意という人は多いでしょう。でもご安心を。PSAの計画は結構簡単です。

PSA の目的を考える

　まず最初のステップが、**何のために PSA をしようとしているのか**です。今回の症例だと、骨折がある患者に対してできるだけスムーズに整復処置をするのが目的です。PSA は「痛みや不快感を伴う処置をする際に、患者さんが快適に処置を受けられるように行う鎮静」と定義されますが、ここでは骨折の**整復処置が痛い**というのが問題です。痛いのが嫌なので、それを快適にしたいというわけです。なので、ここでは**鎮痛**が主目的となります。以前紹介したように、PSA はその言葉の通り、S：Sedation（鎮静）と A：Analgesia（鎮痛）の要素に分かれます **図1**。この症例では、鎮痛が PSA 上の最も重要な要素となります。

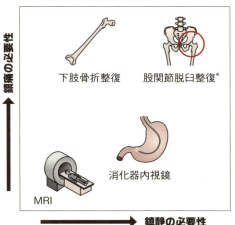

図1 PSA における鎮静と鎮痛の関係
＊股関節脱臼整復には十分な脱力が必要なため、通常の骨折／脱臼整復よりも深い鎮静が必要なことが多い。

鎮静深度は深くなるほどリスクは高い

　鎮痛がしっかりできていれば、鎮静自体はそれほど重要ではありません。つまり、鎮静深度は浅めで良いことがわかります。久しぶりに「鎮静深度」（1章1参照）が出てきましたが、なんとなく覚えておられますか？　鎮静には深さがあって、深ければ深いほど、循環や呼吸状態が影響を受けます。一番深い状態が全身麻酔と定義されて、自発呼吸も気道反射も十分維持されずに介入が必要な状態になります。まあ短く言うと、基本的には鎮静深度は浅いほうがリスクが低く、深くなるほどリスクは高くなります。そして、行う処置や患者の状況によっても、目標となる鎮静深度が変わってくるわけです。

　例えば、腰椎穿刺にPSAが必要になることは時々あります。背中に大きな針を刺されるのは、子どもにとってはとても怖いことです。もちろん大人でもそうです。そこで、不安をとってあげることはとても重要になります。でも、ちゃんと局所麻酔を使えば、痛みはそれほどでもないはずです。そこで、PSAとしては、鎮静は浅い鎮静、つまり"不安除去"でよく、鎮痛は局所麻酔で十分。鎮痛剤の経静脈投与は考えなくてよいと計画できます。

　ただ、鎮静の深度や、鎮静がメインなのかそれとも鎮痛なのかは、患者さんの要素も大きいので、行う処置と目の前の患者さんの状況に応じて計画する必要があります。また、**鎮静深度は連続する**ということも重要なポイントでした。深鎮静は全身麻酔と隣り合わせです（1章1参照）。鎮静剤への患者さんの反応のしやすさ、また投与量などによって、油断すればすぐに全身麻酔の鎮静深度へと移行します。多くの処置では、中等度鎮静が鎮静深度のターゲットになることが多いですが、それは、安全マージンをとるという意味もあります。中等度鎮静を行っていて、仮に予期せず一段深い鎮静深度になっても、全身麻酔との間に深鎮静があります。処置の際に中等度鎮静をターゲットにすることが多いため、中等度の鎮静のためのガイドラインというのも存在します[1]。ただ呼びかけや刺激への患者さ

んの反応や呼吸様式によって主観的に鎮静深度は判断されるので、実際のそれぞれの鎮静深度の間に明確なラインがあるわけではないのが難しいところです。

リスクが高い患者では、目標となる鎮静深度を通常より浅くする

患者さんに応じた鎮静深度を考えるという意味では、患者さんのリスクも目標となる鎮静深度を考える上で重要なファクターや。

どういうことでしょう？

PSA を実施する上でリスクが高い患者さんがいるという話は覚えているか？

気道の評価で引っかかったり、全身状態がもともと悪くて、ASA 3 以上に分類されたりする患者さんの話ですよね。

そうや。さっき言ったように、鎮静深度が深ければ深いほど、呼吸抑制などの合併症が起きる可能性が高くなる。なので、リスクが高い患者さんに PSA を実施する場合、通常よりも鎮静深度を浅めにして PSA を行うということはよくある。

具体的にはどういう状況でしょうか？

リスクが高い患者における PSA の計画

　高リスクの患者さんにもかかわらず、なんらかの理由でオペ室などの環境が整った場所で鎮静や処置ができない場合があります。例えば、血管神経障害が出ているような転位を伴う骨折では、1 分でも早く整復したほうが良いです。早めに整復すれば、後遺障害が残らずに回復する可能性が高くなるからです。そういう場合は、ASA クラスが高い患者でも、すぐに

オペ室でPSAが行える状況でなければ、ある程度のリスクをとって、なるべく早くにPSAを実施しようということになります。時間との勝負ですね。時間との勝負で言えば、循環動態が不安定な頻脈性不整脈に対するカルディオバージョンも、リスクが高い患者であっても病棟やERでPSAを実施しないといけないことがあります。そのように、リスクが高い状況で痛みを伴う処置を行う時は、**鎮痛をしっかり**した上で、**鎮静自体は浅め**にしてPSAを行うことがあります。

💭 深い考えをもって実施する浅い鎮静

なるほど。

どこかの国の政治家は、何かあった時に「想定外でした」を連発するけど、そういうのは医療では許されへんからな。

それは、日出る極東の某国のことを言っているのでしょうか？

ノーコメントや。繰り返すけど、いろいろな状況を想定しながら、リスクを考慮した上でのベストな選択をする必要がある。起こり得る合併症などを想定した上での準備などが鎮静計画には含まれるわけや。

深いですね。

表面的で浅いものではなく、綿密に行われた評価と**深い考え**をもって、**浅い鎮静**を行うわけや。

わかりにくい！

ちなみに、処置前にしっかり鎮痛ができていると、処置中の鎮静剤や鎮痛剤の量は少なくて済むことが多い。なので、PSA前にしっかり鎮痛をしておくのは極めて重要や。米国のPSA研究が盛んな病

院では、処置開始前にモルヒネなどで痛みをコントロールした上で、PSAを始めることをルーチンで行っている場所もある[2]。

患者さんが骨折などで痛がっていれば、PSA前にちゃんと疼痛管理をするってことですね。

その通り。

薬剤の選択と投与量

ところで、なぜ目標となる鎮静深度や鎮痛の話が大事かと言うと、それが薬剤選択にも大きな影響を与えるからや。

というと？ わかりやすく説明してください。

　どのような薬剤にも得意不得意があります。薬剤については2章で詳しく解説しますが、PSAにおいては、**鎮静**ができる薬剤、**鎮痛**ができる薬剤、**両方**の作用を持っている薬剤という3つのグループがあります。例えば、ミダゾラムやプロポフォールなどはよくPSAに使われる薬剤で、素晴らしい鎮静作用があります。反面、この薬剤に鎮痛作用はまったくありません。逆に作用時間が短くてPSAにも使いやすいオピオイド系鎮痛剤であるフェンタニルは、通常量では成人には鎮静作用がありません。また、両方の作用を持っている薬剤もあります。その代表的な薬剤がケタミンです 図2 。鎮静計画においては、鎮痛がメインなのか、それとも鎮静なのか、もしくは両方が必要なのかを考え、それに適した薬剤を考える必要があります。

PSA終了後のディスポジション

ところで、鎮静計画を作成する上でもう一つ大事なことがあるんやけどわかるか？

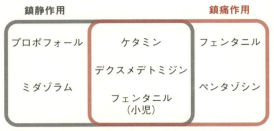

図2 PSAによく用いられる薬剤の鎮静と鎮痛作用の例

 全然わかりません。

 PSA終了後の予定や。

 私はこのPSAが終わったら、帰って夕ご飯の準備ですけど。前回その話をしたのをもう忘れたのですか？

 なんでやねん。君のPSA後の予定なんか聞いてへんわ。患者さんの予定や。

 あ、そういうことですか。確か骨折の整復後は帰宅可能だと、整形の先生はおっしゃっていました。週明けに外来フォロー予定だそうです。

 なるほど。じゃあ、患者さんのご家族かどなたかがお迎えに来る予定なんかな？

 そう言えば確認していなかったです。

PSA終了後に帰宅する場合に気をつけないといけないこと

PSA後の患者さんは、患者さんの意識レベルがもとに戻って自分で歩

行できるようになるまでは基本的に帰宅させてはいけません。PSA後の回復の評価をどのように体系的に行うかは、また後ほど解説しますが、帰宅基準を満たした後でも、PSA後はほろ酔い状態と変わらないということに注意が必要です。PSA後に車の運転をして交通事故を起こした事例が日本国内でも報告されています[3]。訴訟になっています。

PSAはやって終わりではなく、その後のことも含めた計画立案が大事です。もし家族に帰宅後も様子を見てもらうなら、その説明もしないといけません。終了後24時間は車の運転などの危険が伴うことをしてはいけない旨の説明もします。それを書類として残しておくことも必須です（1章12「処置終了後は魔の時間」で詳しく説明します）。

PSAや処置自体のリスク、そして代替案を説明して理解してもらう

ここまでで計画はある程度できたと思う。もうすでに触れたけど、患者さんや家族への説明と同意がとても大事や。

インフォームドコンセント！

これまでの日本の医療では軽視してたけど、とても大事なことや。よくわからんまま処置や鎮静が始まったら嫌やろ。

自分が患者だとしたら、当然知りたいですね。

どのような言葉を選ぶかが腕の見せどころ

PSAや処置自体のリスク、代替案などの説明は必須です。そしてそれを理解してもらうために、患者さんや家族にわかりやすくお話しすることが大事です。ちょっとした言葉のチョイスで誤解を招くことがあり、科学だけでなく、アートが生きてくる、つまり腕の見せどころでもあります。

筆者自身にも、大変苦い思い出があります。7歳の女の子に骨折整復処置のためのPSAを行う予定でした。「処置中のことは覚えてないから大丈夫だよ」というつもりで、"No worries. You won't remember anything."（心配しないで。何も覚えてないから）と言ったところ、先ほどまでニコニコしていた女の子が突然涙をポロポロこぼして泣き始めました。「どうしたの？」と聞いたところ、"お父さんとお母さんのことも忘れちゃうの？ この後は何も覚えてないの？ そんなの悲しくて嫌だよ"とのこと。私はそのような意味ではないことを説明して平謝り。言葉を慎重に選ぶことの重要性と自分の未熟さを再認識しました。

　実際には、処置のことを少し覚えている人もいるので、「処置のことはほとんど覚えていないことが多いです」と言ったほうが正確です。また、合併症のリスクを伝えることも重要ですが、それと同じくらい「鎮静剤によっては処置後に吐き気があることがあるので、その場合は吐き気止めを使います」など合併症への対策をちゃんとすることを伝えることで、信頼が得られます。さらに、「24時間ぐらいはボーッとしたりして判断力が鈍るので、家を買ったりするのはお勧めしません」などと言うと場が和むこともあります。

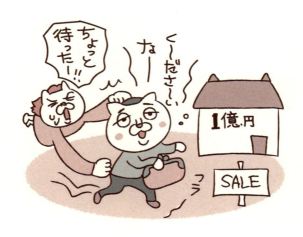

インフォームドコンセントの重要性

　日本のMRI検査時の鎮静に関する共同提言でも、インフォームドコンセントの重要性は述べられています[4]。"検査依頼医は、鎮静の説明と同意の確認を行う"ことを必ず実施するよう、強く推奨しています。そして、同意を得た後は記録として残しておく必要があります。手続きとしては、**全身麻酔と全く同じ**です。

鎮静計画と切っても切り離せないものとは？

PSAにおける鎮静計画について教えていただきありがとうございました。何を目的とするか、特に鎮痛なのか、鎮静なのか。そして鎮静深度が大事。そして、PSA後の予定、インフォームドコンセントですね。

その通り。ちゃんとわかってるやん。意外だ。

意外は余計です。ところで、鎮静計画を考えていて気づいたのですが、モニタリングや薬剤の詳細を教えてもらっていませんが、それってPSAを行うにあたって必要な知識だったりしませんよね。知ったら得するけど、別に知らなくても大丈夫だよ、的な？

そんなわけあるかい！モニタリングも薬剤も、どっちも必須の知識や技術や。そもそも必要なモニタリング機材を知らずに、どうやってPSAの準備をするつもりやったんや？

え！？

万一、合併症が発生した場合の対処法も重要や。というわけで、次はモニタリングと準備物のチェックリストについてです。

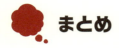 まとめ

　本項ではPSAの鎮静計画について説明しました。処置と患者さんのリスクに基づく鎮静深度の決定や、それに基づく必要な鎮静／鎮痛剤の選択が鎮静計画の肝です。この計画が定まると、それに基づくモニタリングや合併症対策の準備ができ、それが次のステップになります。

Point

- PSA（処置時の鎮静・鎮痛）の鎮静計画では、PSAを必要とする処置の特徴、そしてなぜPSAなのかを念頭に、鎮静と鎮痛の二つの軸を用いて考える
- リスクが高い患者では、目標となる鎮静深度を通常より浅くする
- PSAの鎮静計画では、PSA終了後のディスポジション（帰宅なのか入院なのか）も重要
- インフォームドコンセントと同意書の作成を忘れない。わかりやすく説明するというのが腕の見せどころ

引用・参考文献

1) Practice Guidelines for Moderate Procedural Sedation and Analgesia 2018: A Report by the American Society of Anesthesiologists Task Force on Moderate Procedural Sedation and Analgesia, the American Association of Oral and Maxillofacial Surgeons, American College of Radiology, American Dental Association, American Society of Dentist Anesthesiologists, and Society of Interventional Radiology. Anesthesiology. 128 (3), 2018, 437-79.
2) Miner, JR. et al. Randomized clinical trial of the effect of supplemental opioids in procedural sedation with propofol on serum catecholamines. Acad Emerg Med.20 (4), 2013, 330-7.
3) 小原勝敏. 内視鏡の鎮静と医療事故. 日本臨床麻酔学会誌. 38 (7), 2018, 849-56.
4) 日本小児科学会ほか. MRI検査時の鎮静に関する共同提言 2020年2月23日改訂版. 日本小児科学会雑誌. 124 (4), 2020, 771-805.

8 モニタリングを制するものは、PSAを制す

合併症は起こるものと考えてモニタリングを行う

- Anything that can go wrong will go wrong, and at the worst possible time.
- また英語の変な格言ですか？ 勘弁してください。ここは日本。私は大和なでしこですよ。
- それは知らんけど。でも、マーフィーの法則やったら聞いたことがあるやろ。日本でも一時期流行ったからな。
- マーフィーの法則は聞いたことがあります。ちょっと興味が湧いてきました。どんな意味なのですか？
- 失敗する余地があるものは、必ず失敗する。しかも最悪のタイミングで。
- ガビーン。
- リアクションが古い！
- でも、そんな不吉なことを PSA 開始前に言わないでくださいよ。それに、PSA とマーフィーの法則にいったいどんな関係があるのですか？

合併症はどれだけ注意していても起こる時は起こる。しかも、最も発生してほしくないタイミングで。なので、そういうものだと考えてPSAを実施する必要があるってことや。

なるほど。

同じ合併症でも、軽度なものだと大きな問題にはならない。でも、PSAで気管挿管になってICU入院になったり、心肺停止になったりしたら嫌やろ。それは絶対避けたい。

嫌すぎます。酸素飽和度が一瞬下がることや、数秒程度の呼吸抑制などの軽い合併症ならともかく、そういう重篤な合併症は絶対避けたいです。でも、どうしたらいいのですか？

一番大事なのは、これまで話してきたように予防することや。

リスクを評価して、それに応じた鎮静深度と薬剤の選択ですね。

その通り。それでも合併症が起こってしまうことはある。そこで重要になるのが、早いうちに合併症を見つけることや。

なるほど。そこで、モニタリングが大事になってくるわけですね。

そういうこっちゃ！

PSAではどういうモニタリングが基本なのでしょう？

PSAのモニタリングも基本はABCD

　PSAにおけるモニタリングも、麻酔や救急の基本と同じで、お馴染みのABCDに分けられます 表1 。

　PSAの実施中と回復期のモニタリングには、いくつか最低限必要な機器があります。パルスオキシメータ、血圧計、心電図モニターなどが標準

表1 PSA におけるモニタリングのまとめ

		モニタリング
A：気道		呼吸音、分泌物、カプノメータ
B：呼吸	酸素化	パルスオキシメータ
	換気	胸郭の動き／呼吸数、$EtCO_2$ モニター
C：循環		血圧計、心電図モニター、キャピラリーリフィル（特に小児）
D：意識		意識レベル（声かけや刺激に対する反応）

カプノメータ：$EtCO_2$ モニター（End-tidal CO_2 monitor）とも呼ばれる。
パルスオキシメータ：SpO_2 モニター、酸素飽和度モニター、サチュレーションモニターとも呼ばれる。

的に使われます。そういうモニターは、日頃から患者さんに使っていて慣れているので扱いやすいですね。日頃使っているものを、ちゃんと使うというのは大事です。また、血圧計は測定頻度をチェックすることも重要です。PSA 中、特に鎮静導入時はバイタルサインが変化しやすいため注意しましょう。

　では、具体的にはどんなふうに行うのでしょうか？ 血圧に関していえば、導入中、つまり鎮静のかけ始めは 2 分ごと、その後は 5 分ごとに計測するのが一般的です。また、後ほど詳しく解説しますが、処置後の観察も最低 30 分は続ける必要があり、ちゃんと鎮静から回復するかをモニタリングしないといけません。回復中のモニタリングでも血圧は 5 分ごとに計測します **図1**。絶対回復中にほったらかしにしないというのが大事です。小児の PSA では、合併症全体のうち 8% は処置終了後に発生していたという研究報告もあります[1]。処置が終わってもしばらくは油断禁物です。

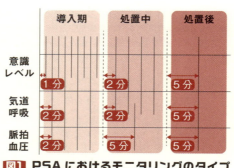

図1 PSAにおけるモニタリングのタイプとその頻度

パルスオキシメータは呼吸モニタリングの基本

　PSAで一番頻繁に起こる合併症は、どんなものだったか覚えておられますか？　そう、その通り、呼吸器系の合併症です！　過鎮静による呼吸抑制やそれによる低酸素症、そして気道の問題、例えば舌根沈下などがあります。合併症の発生をすぐに見つけられる方法の一つが酸素飽和度のチェックです。重篤な合併症があった症例を調べた研究では、モニタリング、特にパルスオキシメータの不適切な使用が多かったことが報告されています[2]。いろいろなモニタリングがある中でも、パルスオキシメータはPSAモニタリングの要の一つです。非侵襲的な方法で継続的に酸素飽和度が測定できるこの装置は、現在の医療プラクティスではなくてはならないものです。

　この原理を発明したのはどこの人かご存じですか？　アメリカやドイツかなと思われがちですが、実は日本人です。1974年に日本光電工業株式会社の青柳卓雄氏、岸道男氏によって発明されました。青柳氏はノーベル賞候補にも挙がったほど、世界中で業績が評価されています。なんといっても、パルスオキシメータを使わない麻酔、鎮静、そして集中治療は今で

は考えられませんからね。青柳氏のお陰で、何百万人もの人が救われたと考えられています。残念ながら2020年に亡くなりましたが、そのときはニューヨーク・タイムズなどの欧米の主要な新聞でも亡くなったことが記事になり[3]、麻酔科の国際雑誌でも特集が組まれたほどです[4]。

呼吸のモニタリングがパルスオキシメータだけでは不十分な理由

パルスオキシメータはすごいですね。そして、ありがたいです。

ちゃんと、パルスオキシメータは基本としてマスターしたいな。

そうですね。でも安心してください。私も一端のできる研修医（自称）、パルスオキシメータぐらい読めます。これで呼吸のモニタリングは完璧ですね。

甘い！

え？

パルスオキシメータで酸素飽和度が下がってきてから対処していたら遅いんや。

というと？

呼吸抑制発生から酸素飽和度が下がり始めるまでにはタイムラグがある

パルスオキシメータは酸素化の指標であるのに対して、**カプノメータは換気の指標**です。無呼吸や呼吸抑制発生から酸素飽和度が下がり始めるま

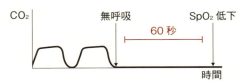

図2 カプノメータの波形（＝カプノグラム）で見る、呼吸抑制発生から低酸素症発生までのタイムラグ

でには、少しタイムラグがあります。そして、酸素飽和度が下がってから対処を始めても、しばらくの間は酸素飽和度は下がり続けます。呼吸抑制が発生しても、重度の低酸素血症を起こさないためには、呼吸抑制発生の時点で介入する必要があるのです。実際に、アメリカで行われた臨床研究では、呼吸抑制の発生から低酸素症の発生までには中央値で60秒経過していました 図2。そして、一番長い症例では240秒も時間があったと報告されています[5]。呼吸抑制が始まり対処をするまでの間に、血中の二酸化炭素分圧は上がり続けます。また、パルスオキシメータで異常が生じてから対処を始めても、しばらくは改善せずに重度の低酸素血症を起こすことはよくあります。そこで、呼吸抑制発生から低酸素症の発生までの間に何もしないのは非常にまずいというわけです。さらに、パルスオキシメータは末梢循環不全では値が不安定になり、SpO_2が80％以下では信頼性が低いという問題もあります。このような事象自体はPSAではあまり問題になりませんが、知っておく必要があります。パルスオキシメータは必須ですが、それだけに頼っていてはだめというわけです。では、呼吸状態をさらにしっかりモニターするには、どうしたらいいのでしょうか？

そこで出てくるのがカプノメータです。

カプノメータの使い方

 カプノメータは知っていますけど、気管挿管しないといけないですよね？　気管挿管をしないPSAでは無理じゃないですか。自発呼吸

を残して行う鎮静がPSAですからね。基本ですよ！

いやいや、気管挿管しなくても経鼻で測定できる方法がある図3。

そういえば内視鏡室で最近そういうのを導入したって話を聞きました。

消化器内視鏡や呼吸器内視鏡を実施する時にPSAは頻繁に実施されるから、内視鏡室でカプノメータを使っているところは多いな。

なるほど。

基本的に使い捨てなので一回ずつコストはかかるけど、モニタリングの機械自体は同じで、気管挿管後にモニタリングする時と同じように使える。導入費用があまりかからないのもいいところや。

でも、カプノメータの値とか波形とか、難しそうです。気管挿管された患者さんのカプノメータの波形を見て、指導医の先生たちが何だかんだと言っているのはよく聞きますが、ちんぷんかんぷんです。

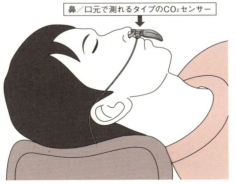

図3 カプノメータを装着しているところ

81

カプノメータは波形が大事

　カプノメータは複雑なイメージもありますが、呼気に含まれる二酸化炭素濃度を測って表示しているというポイントを押さえると、解釈はそれほど難しくありません。呼気中の二酸化炭素の変化を表した波形を、カプノグラムといいます。

　さっそく波形を見てみましょう。一つひとつの波が、一回の呼吸を示しています図4。

　どうして呼気始めのセクション図4（A-B）では、波形がフラットなのでしょうか？ それは、呼気の最初は解剖学的な死腔を反映しているからです。そこでは、基本的には二酸化炭素分圧は0です。その後、末梢気道と肺胞の混合された部分のところで一気に値が上がり始めます図4（B-C）。その後は高いままプラトーですが、少しずつ上がり続けます図4（C-D）。そして**呼気の最後**が通常は一番高い数値を示し、そこを呼気終末二酸化炭素分圧（End tidal CO_2；$EtCO_2$）と呼びます。その値が、モニター上にも数字として表示されるわけです。

　図4 Dは吸気の始まりでもあり、そこから二酸化炭素分圧が下降します。それが終わると、また呼気が始まるというサイクルです図4（A-B）。

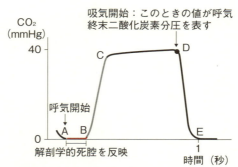
図4　正常なカプノメータの波形

波形でわかることは多くて奥が深いですが、PSAで覚えておかないといけないことはそれほど多くありません。その代表的な波形を紹介します 表2 。大事なのは波の高さと、波の頻度です。

　まず波形がフラット、つまり波がなくなってしまった場合です。医療の世界では、フラットな波形はまずいことが多いです。これはカプノメータでも同じです。考えられる原因として、モニターの問題（例：センサーが外れてしまっている）、無呼吸、そして気道の完全閉塞があります。胸郭の上下運動があるかどうかが見分けるためのポイントです。胸郭の上下運動がなくなっていれば無呼吸です。胸郭の上下運動があるのに波形がフラットであれば、センサーやモニター側の問題か上気道閉塞であることがわかります。上気道の部分閉塞の場合は、ストライダーが聞こえることがあります。

　波の高さが徐々に高くなり、同時に波の頻度も低くなることがあります。これは、徐呼吸性低換気を示し、呼吸数が減少し、$EtCO_2$が増加していることを反映します。COPDのない患者で$EtCO_2$が70mmHgを超える場合、呼吸不全を示します。

　フラットライン波形と小さな波形が混在することがあります。この不規則な波形パターンは、低呼吸性の低換気で、多くの場合は過鎮静の徴候です。鎮静剤を控え、刺激を与えましょう。

　それ以外の波形として、サメのヒレ（Shark-fin）を知っておきましょう。フカヒレというと響きはよいですが、実際はあまりうれしいものではありません。閉塞性肺疾患（例：喘息、COPD）の患者さんで見られますが、慢性肺疾患のない患者さんで発生した場合は気管支けいれんを疑います。これは、気管支閉塞によって閉塞している領域からの二酸化炭素排出が遅れることによって生じます。呼吸音でも評価し、改善しなければβ刺激薬などの気管支拡張薬を投与しましょう。改善は波形と呼吸音の両方で評価できます。

表2 カプノメータの波形と診断 (文献6を参考に作成)

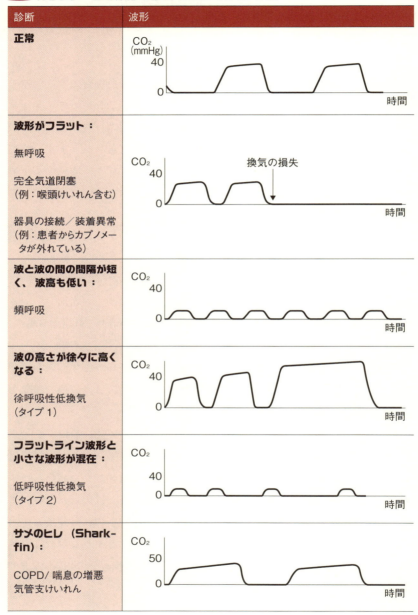

カプノメータが必要な時とは？

でも、当病院の ER では、まだ経鼻のカプノメータを導入していません。それだと安全には PSA を実施できないのでしょうか？

難しい質問やな。恐らくそんなことはない。そもそも、カプノメータに低リスクの PSA において合併症を予防する効果があるのかはまだ議論が分かれている[7]。

そうなんですね。

ちゃんとリスク評価をして、慎重に計画を練って薬剤を投与すれば、PSA は基本的には安全や。なので、カプノメータによって得られるメリットは比較的小さいから、研究などでも有効性は示しにくい。逆に、深鎮静や高リスクの患者さんでは効果が大きい。

なるほど。

また、ほかにもカプノメータがあったほうが良いケースがいくつかあるけど、わかるか？

全然わかりません。

予防的に酸素を投与しているグループでは、カプノメータが特に有効

　カプノメータがあったほうが良いグループはいくつかありますが、一つ目は、予防的に酸素を投与しているグループです。このグループでは、無呼吸や呼吸抑制が発生してから、酸素飽和度が下がり始めるまでに大きなラグがあります。そのため、呼吸抑制の発見が遅れないようにカプノメータによる観察を行ったほうが良いと考えられています[8]。もう一つのグル

ープは、処置による体位などで、呼吸状態が視診で観察しにくいケースです。例えば、臀部膿瘍の切開排膿などは、腹臥位や側臥位で処置を行う必要があるため、呼吸状態が観察しにくいことがあります。そういうときは、カプノメータは大変役に立ちます。ただ、そういう症例にだけカプノメータを使うとなると、装着し忘れたり、いざ本当に必要な時に不慣れだったりします。そのため、すべての中等度から深い鎮静のPSA症例において、ルーチンでカプノメータを使うことになっている米国の施設が多いです。

意識の評価

ところで、鎮静だから意識レベルを測るモニタリング機器もあるのかなって思ったのですけど、そういうのはないのですか？

良い質問やな。今日は冴えているな。

ありがとうございます。任せてください！

意識レベルを測るモニタリング自体は、これまでも開発されてきたんやけど、PSAでは今ひとつ普及していない。例えば有名なものに、BISモニタというのがある。

なんですかそれは？ 聞いたこともないです。ピ◯コだったら知っていますけど。美味しいですね。

BISはBispectral indexの略で、簡易的な方法で脳波を調べて、鎮静深度についてのデータを提供するものや。

私のボケがスルーされている。

100が完全覚醒で、0が脳活動のない状態を示す。全身麻酔ではよく使われている。40〜60ぐらいが全身麻酔での適正な鎮静深度や。PSAでは70〜80ぐらいやな。見たらわかるけど、けいれんの診断などで使う脳波ほど電極は多くなく、簡単に着けられる。

良さそうですね。でも、どうしてPSAではあまり使われないのですか?

高価であるというのが一つ。全身麻酔と違ってPSAでは体動などがあり、筋電図などのノイズが入ることが多いというのがもう一つの理由や。

難しいですね。

意識レベルは、患者さんに声かけしたり刺激を与えたりして評価することが一般的や。

軽く叩いて、〇〇さん聞こえますかー、みたいな感じですね。

その通り。ただ、そのたびに無用に覚醒してしまうし、評価するほうもされるほうも煩わしくはある。意識のモニタリング自体の性能も、ノイズと実際の脳波の波形を区別するコンピューターのアルゴリズムも進化してきているから、将来的には意識の評価もモニター機器でメインに行う時代が来ると予想されている[7]。

なるほど。

監視専任者とは

今回はいろいろなモニターについて話した。でも、一番大事なのは何かわかるか?

なんでしょうか?

それは君だ!

きゃ、恥ずかしい。先生、いきなり告白ですか?

87

なんでやねん。モニタリングで一番大事なものは何かって話や。結局のところ、一番重要なのは、観察している医療者なんや。君のようなね。

　モニターを着けていても、それを見ていなければなんの意味もありません。実際のところ、アラームが鳴っていても、無視する医療者は結構います。特に、処置に夢中になっているときはなおさらです。モニターを見て、患者さんの状態を常に観察する人を監視専任者（モニタリングの専任者）といいますが、これはPSAを実施する際は絶対に必要です。PSAの実施時に監視専任者を置くことは、国内外の多くのガイドラインでも推奨されています[9, 10]。そのため、PSAは**最低2人**で実施して、1人は処置ではなくモニタリングの専任としてPSAにかかわりましょう。また重要なのは、モニタリングの専任者は、患者さんの状態が悪化したり、合併症が発生したりしているのを見つけたら、処置者に処置をいったん止めてもらって、状態を回復させることを優先させることです。

患者さんが低換気や低酸素になっているのに、何もしなかったら意味ないですもんね。

そういうこと。「先生、過鎮静で低換気になっているようです。刺激して、それでも回復しなければ、バッグバルブマスクで換気しましょう」とはっきりと処置実施者に伝えないといけない。それが上級医でもや。

私たちの重要な役目ですね。

ただ、聞いてくれない処置実施者も時々いる。

鬼〇辻先生なんか、怖くて話しかけられません。処置中は何を言っても怒られますよ。

そういう鬼のような先生はたしかにおる。

「私が"正しい"と言ったことが"正しい"のだ」とか言ってきますよ。

そこは全集中で乗り切るしかない。

古！

というのは冗談で、処置者とコミュニケーションを有効にとるには、いろいろなテクニックがある。そういうやばい医療者は世界中にいて、そういう人とコミュニケーションをとるにはどうしたらいいかは、結構研究されているからな。

ぜひ聞きたいです。

というわけで、監視専任者が異常を発見した時に、どうすれば上手に処置実施者とコミュニケーションをとれるかについて次は詳しく話すぞ。

 まとめ

　本項ではPSAにおけるモニタリングの基本について解説しました。適切なモニタリングは合併症を早期に発見し、重度の合併症が発生するのを防ぐのに必要です。安全なPSAを行う上で要になるものですので、多くのPSAのガイドラインでも重要視されています。次項では、意外と難しい監視専任者と処置実施者の関係や、処置実施者が耳を傾けてくれない場合の対処法などについて紹介します。

💡 Point

● PSA のモニタリングも基本は ABCD

● 呼吸のモニタリングは、酸素化と換気に分けて考える

● パルスオキシメータは酸素化のモニタリングには適しており PSA には必須だが、換気の評価には使えず、パルスオキシメータにだけ頼っていると呼吸抑制や無呼吸の検知が遅れる

● 換気のモニタリングには、カプノメータが有効

● PSA は**最低 2 人**（処置を行う人とモニタリング担当者、つまり監視専任者）で行う

● モニタリング機器に任せきりにしない

引用・参考文献

1) Newman, DH. et al. When is a patient safe for discharge after procedural sedation? The timing of adverse effect events in 1367 pediatric procedural sedations. Ann Emerg Med. 42 (5), 2003, 627-35.

2) Coté, CJ. et al. Adverse sedation events in pediatrics: a critical incident analysis of contributing factors. Pediatrics. 105 (4 Pt1), 2000, 805-14.

3) https://www.nytimes.com/2020/05/01/science/takuo-aoyagi-an-inventor-of-the-pulse-oximeter-dies-at-84.html (2024 年 9 月閲覧)

4) Miyasaka, K. et al. Tribute to Dr. Takuo Aoyagi, inventor of pulse oximetry. J Anesth. 35 (5), 2021, 671-709.

5) Deitch, K. et al. Does end tidal CO_2 monitoring during emergency department procedural sedation and analgesia with propofol decrease the incidence of hypoxic events? A randomized, controlled trial. Ann Emerg Med. 55 (3), 2010, 258-64.

6) Krauss, B. et al. Carbon dioxide monitoring (capnography). Up To Date®. https://www.uptodate.com/contents/carbon-dioxide-monitoring-capnography (2024 年 9 月閲覧)

7) Wall, BF. et al. Capnography versus standard monitoring for emergency department procedural sedation and analgesia. Cochrane Database Syst Rev. 3 (3), 2017, CD010698.

8) Waugh, JB. et al. Capnography enhances surveillance of respiratory events during procedural sedation: a meta-analysis. J Clin Anesth. 23 (3), 2011, 189-96.

9) Green, SM. et al. Unscheduled Procedural Sedation: A Multidisciplinary Consensus Practice Guideline. Ann Emerg Med. 73 (5), 2019, e51-65.

10) 日本消化器内視鏡学会内視鏡診療における鎮静に関するガイドライン委員会. 内視鏡診療における鎮静に関するガイドライン. 第 2 版. 日本消化器内視鏡学会雑誌. 62 (9), 2020, 1635-81.

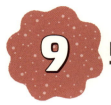

9 監視専任者はつらいよ

処置に夢中でこちらの声が耳に入らない医師

 前回はたしか、PSAのモニタリングは大事だという話でした。患者さんの状態を見たりベッドサイドのモニターを見たりしながら、状態を常に観察する人を監視専任者と言うのでしたっけ？

その通り。PSAを実施する上で、モニタリングに専任する人は絶対必要で、国内外の多くのガイドラインでも推奨されている[1〜3]。

でも、モニタリングの専任者って、PSA中はモニタリングに集中して、何かあれば処置を実施している人に言うのですよね。

そうや。処置を実施している人は、ほとんどの場合は医師やな。監視専任者は医師のこともあれば、研修医や看護師のこともある。

前回でも言いましたけど、こっちの言うことを聞いてくれない上級医が多いですよ。処置に夢中で聞こえていないのか、それともただ無視しているだけなのかわかりませんけど。

それは悩ましい問題やな。実はそのような問題は世界共通や。もっと言うと、医療の世界だけでなく、いろいろな業界で発生する問題で、大事故につながることも多い。

そうなのですね。

特に上下関係が厳しいところで起きやすい。

若手の声をベテランが無視したり、看護師の声を医師が無視したりってことですね。研修医の声を指導医が聞けていない場面もよく目にします。

医療以外の世界だと、航空業界や軍隊なども同様の構造上の問題を抱えている。上下関係が厳しくて言いにくい環境で、しかも一度のミスが大きな事故を引き起こす。

軍隊での上下関係は確かにすごく厳しそうですもんね。

そのようなリスクが高い環境において、事故をなくすためにはどうすればよいか、特にコミュニケーションの方法をどうすればよいかは長年の課題や。そのぶん、多くの研究がされて、いくつかの効果的な方法が開発されてきた。

2回チャレンジルールとは

何か言っても無視された時の対処法の一つとして、2回チャレンジルール**表1**という方法があります。

一回負けても、もう一回挑戦するって感じです。敗者復活戦みたいで個人的には好きです。敗者復活戦といえば、漫才のM-○グランプリをどうしても思い出しますね。毎年年末は楽しみにしています。敗者復活戦から勝ち上がって優勝するコンビもいます。特に、2007年のサン○ウィッチマンは圧巻でした。脱線しました。

2回チャレンジルールを簡潔に言うと、一度無視されても諦めずに、も

表1 2回チャレンジルール（文献4より作成）
- 無視されても最低2回は気になっている点を伝える
- 確実に相手に聞こえるように、はっきりと、大きな声で伝える
- 言われた側は返事をする

う一度相手に **"確実に聞こえるように"** 大きな声で言いましょうということです。2回目は、身振り手振りも交えて、大きな声で言うのがポイントです 図1 。

　"酸素飽和度が下がってきています！" こんな感じですか？

　そんなんじゃあかん。もっとはっきりと大きな声で、身振り手振りを入れて！

　"酸素飽和度が下がってきています！！（大きく手を振りながら）こんなにも！！"

　（通りかかったスタッフ）のり先生と伊丹先生、静かにしてください。ERで何をしているのですか？ 新作漫才の練習か何かでしょうか？

 　ごめんなさい。

　先生のせいで、怒られたじゃないですか！

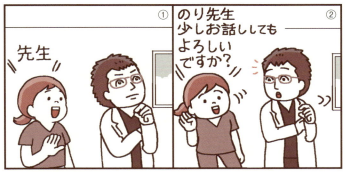

図1 2回チャレンジルール
一回言われて反応がない場合（①）は、身振りなどを入れたり、言いかたを工夫したりして、もう一度伝える（②）。

このくらいで良いんや。無視されたように感じても、実際は処置に夢中で、**指導医はただ聞こえていないだけ**ということも多い。なので、**最低2回は言って、相手が聞こえていることを確認することは、モニタリング専任者の責任**や。

なるほど。最低2回以上言うことが、患者の危険を発見した人の最低限の責任ということですね。

そういうこと。2回目は、もっと大きな声で、わかりやすく言う。それでも反応がなければ、相手が見えるところに行ったり、動作を大きくしたりいろいろ注意を引く工夫をする。とりあえず、絶対に一回で諦めない。

CUS（カス）言葉

　もう一つの方法がCUS（カス）言葉です。相手に尊厳を持って接しながら、言いかたを工夫することで、ちゃんと相手に患者さんの状況で心配があることを伝えるというのがCUS法のポイントです。CUSは英語の3つの言葉の頭文字でできています表2。具体的には、**CはConcerned、つまり"心配です"、UはUncomfortableで"不安です"、Safetyは"安全に関することです"**という意味になります。安全に関する言葉ですね。具体的にはこのように使います。

　PSA実施後の経過観察中に、患者さんの酸素飽和度が下がっていることに気づいたという状況を想定してみましょう。その際に、"○○さんの酸素飽和度が89パーセントでした"というだけではなく、"酸素飽和度が

表2　CUS言葉（文献3より作成）

		患者の安全に関する事柄を伝える際の"言いかた"
C	Concerned	心配です
U	Uncomfortable	不安です
S	Safety	安全に関することです

89パーセントと下がってきているのが**心配です**"と言ったほうが相手にもこちらの懸念が伝わりやすい。でも、それでもあまりこちらの期待したアクションをとってくれない医師はいますよね。その際は、"酸素飽和度が下がってきていて**不安です**。医療**安全**という点でも心配です"など、CUSのキーフレーズをどんどん足していきます。ここでは、相手を非難しているわけではないのがポイントです。また、言われている側がピンとくるようなキーフレーズを使ったコミュニケーションをとっているのも大事な点ですね。

このCUSですが、日本語では少し覚えにくいですよね。そこで、CUSの最初の言葉、つまり"**心配**""**不安**""**安全**"から1文字ずつとって"心不全"で覚えるという方法も提唱されています[5]。要は、うまく使えればいいので、英語にこだわる必要はまったくないと思います。

誰でも声を上げられる文化を作ることが重要

 Culture eats strategy for breakfast.

 え、また英語ですか？ 急に英語を挟むのは勘弁してください。今日は簡単な言葉だけだったので楽ちんと思っていたら、もう一回英語が出てきてショックです。どういう意味ですか？

 これも簡単や。単語自体は中学一年生レベルや。今やったら小学生でも知ってるぞ。

 確かに。

 直訳すれば、「文化は戦略を朝食に食べる」ということになるけど、噛み砕いて言うと、「戦略がどうであっても、企業文化で成功は決まる」という感じになる 図2。企業文化は病院や病棟の文化と言い換えても良いと思う。

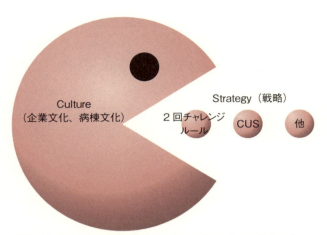

図2 Culture eats strategy for breakfast
病棟文化や病院の慣習を変えずに、戦略や方法だけを導入しても、
すぐに失敗する。

　どういうことでしょうか？

　良い方法、つまり2回チャレンジルールやCUS言葉が病院に導入されたとしても、病院の文化として、患者安全が大事だと考える土壌がないと意味がない。特に、患者さんに対して危険な状況を見つけたら、上下関係や職務関係をいったん置いといてお互い指摘できる文化がないと、CUS言葉なんかはあまり意味をなさない。

　なんとなくわかる気がします。

　よく言う"報連相"とかもそうや。報告、連絡、相談はすべてすごく基本的で大事なことや。でも、何か気になって報告した上司から、"そんなこといちいち相談するな"とか言われたら、今後は本当にすごく困った時までは相談しないでおこうと思うやろ。

　そうなんですよね。でもそういう上司に限って、何で報告しないんだって怒ったりして。本当にやってられませんよ。

結局は 2 回チャレンジルールも CUS 言葉も道具でしかないから、それをうまく使うための文化が育っていないと意味がないってことや。

本当ですね。

これらの方法は、TeamSTEPPS™ という米国の医療研究品質庁 (Agency for Healthcare Research and Quality；AHRQ) と米国の国防総省 (Department of Defense；DoD) が一緒に開発したプログラムでも取り上げられている[6]。TeamSTEPPS™ は日本でも導入されている施設があるから、聞いたことがあるかもしれへんな。

別の施設で働いている同期から聞いたことがあります。医療研究品質庁が関わっているのはわかりますが、国防総省も関わっているっていうのは面白いですね。

アメリカでは、国防総省がいろいろな医療関係の研究に助成金を出すことは珍しくない。さっき言ったように航空業界や軍隊は上下関係が厳しくて、うまくコミュニケーションがとれず、事故につながることが多い。そういう意味では、国防総省が関わっていることは理解できるな。

モニタリングに専任する監視専任者になるためには？

ところで、モニタリングに専任する監視専任者というのは、誰でもなれるのですか？

それは良い質問や。それに関しては、いくつかある PSA のガイドラインによっても違うし、どのような鎮静を行うかによっても異なるといわれている。

というと？

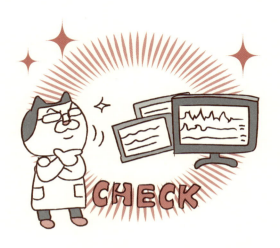

　深い鎮静を行う場合のリスクは、浅い鎮静の場合とはかなり違い、求められる知識やスキルも異なります。BLSやACLSのコースを受講していれば良いというわけではありません。当然、心肺停止症例にちゃんと対応できるようにするために、そのようなコースを受講することは極めて重要ですが、PSAを行う上での**十分条件ではない**のです。特に、換気のモニタリングや、過鎮静の予防、気道トラブルへの対処法などは、蘇生のコースでは学べません。それに、PSAのモニタリングを適切に行うには、PSAに使用する薬剤、つまり鎮静剤や鎮痛剤に関する知識も必須です。

　具体的な内容に関しては、アメリカ救急医学会が中心となって作成した、"予定外の処置時の鎮静"のガイドラインによくまとまっています 表3 。PSAの監視専任者になるために必須な技術や知識を、認知、モニタリング、レスキューの3つの項目に分けてまとめています。レスキューというのは、合併症が発生した時の対処を指します。日本だと、PSAを集中的に教えてくれるコースがあるので、そういうのを受講するというのも、効率よく概要を学ぶためには良い選択肢です。医療者全般向けのコースや看護向けのコースがあり、看護向けのコースは医師とのコミュニケーションにもかなり重点を置いたコースになっています[7]。

表3 PSAの監視専任者になるために必要な技術と知識（文献1をもとに筆者作成）

技術のタイプ	内容
認知	**下記の項目に習熟している** ・気道、呼吸器、心臓血管の生理学および病態生理学 ・心拍リズム、パルスオキシメトリー、カプノグラフィー、血圧の持続的モニタリングの機能と解釈 ・鎮静剤の投与量、投与方法、作用時間および有害事象 ・有害事象と介入が適切な場合 ・合併症対策に必要な物品とその保管場所
モニタリング	**下記の項目が実施できる** ・気道の開存性を監視し、部分的または完全な気道閉塞を特定する ・気道と胸壁の動きを観察する。パルスオキシメトリーとカプノグラフィーの使用によって換気できているかをモニタリングする ・身体所見の観察と心拍リズムおよび血圧のモニタリングで、循環動態が安定しているかを判断する ・患者の鎮静が、過剰または不十分であるかを認識する
レスキュー： 合併症への対処	**下記の項目が実施できる** ・蘇生中の鎮静実施者を支援する ・必要に応じて、蘇生補助に必要な人員を迅速に集める

まとめ

　本項ではPSAにおいて、モニタリングに専任する監視専任者の役割、コミュニケーションの難しさや技法、そして資格について解説しました。モニタリングの専任者と処置の実施者の関係は、安全なPSAを行う上で極めて重要です。多くのPSAのガイドラインでも重要視されています。

Point

● PSA では、モニタリングを担当する監視専任者が必須

● 監視専任者と処置を実施する医師とのコミュニケーションが重要

● 監視専任者が懸念を効果的に伝えるためには、2 回チャレンジルールや CUS 言葉（もしくは"心不全"）などのコミュニケーション方法を活用する

● 医療安全上は、コミュニケーション技術だけではなく、医療文化を育むことが肝

● 監視専任者になるには必須の知識と技術がある。BLS や ACLS だけでは不十分

● PSA を集中して学ぶことができるコースがある

引用・参考文献

1) Green, SM. et al. Unscheduled Procedural Sedation: A Multidisciplinary Consensus Practice Guideline. Ann Emerg Med. 73 (5), 2019, e51-65.

2) 日本消化器内視鏡学会内視鏡診療における鎮静に関するガイドライン委員会. 内視鏡診療における鎮静に関するガイドライン. 第 2 版. 日本消化器内視鏡学会雑誌. 62 (9), 2020, 1635-81.

3) 日本小児科学会ほか. MRI 検査時の鎮静に関する共同提言. 2020 年 2 月 23 日改訂版. 日本小児科学会誌. 124 (4), 2020, 771-805.

4) 種田憲一郎. 診療の安全と質を向上させるツール. 日本内科学会雑誌. 100 (1), 2011, 226-35.

5) 村永信吾. 多職種でつなぐチーム医療は, プロセスとコミュニケーションの標準化から. 理学療法学. 45 Suppl (1), 2018, 45-8.

6) King, HB. et al. TeamSTEPPS™: Team Strategies and Tools to Enhance Performance and Patient Safety. Advances in Patient Safety: New Directions and Alternative Approaches (Vol. 3: Performance and Tools). 2008 Aug.

7) セデーション研究会. セデーションコース看護版. http://psa-society-japan.kenkyuukai.jp/special/index.asp?id=27669 (2024 年 9 月閲覧)

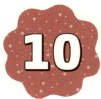

10 準備万端? PSAの準備はチェックリストかPSAカートで

準備にはチェックリストを使って念には念を!

"Give me six hours to chop down a tree and I will spend the first four sharpening the axe."

な、なんですか?

アメリカ大統領であるリンカーンが言ったと言われる格言や。「6時間木を切り倒すのに時間があるとしたら、最初の4時間は斧を研ぐのに使う」という訳になるな。

そのこころは?

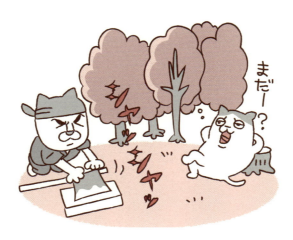

第1章 PSAの基本をマスターしよう!

101

いや、そのまんまやろ。あえて言うなら、準備にしっかり時間を使えってことやな。

なるほど。前回はたしか、PSAにおけるモニタリング専任者と、そのコミュニケーションのテクニックについてでしたよね。そして、いざPSAを開始する段階になったので、あえて準備の大事さを強調したわけですね。

君は、まとめる能力だけは異常に高いな。

"だけは"は余計です。

準備する物自体は、特殊なものは少ない。ただ、忘れることも多いから、チェックリスト 表1 を用いたり、PSAのカートを作ってそれに基本的なものを一式載せておいたりして、必要なものを忘れないようにすることが大事や。

例えば、どういうものでしょうか？

　このチェックリストにあるとおり、モニタリング関係のもの、合併症が発生した時に対処するためのもの、そして薬剤関係がPSAで準備する物品の基本です。

　PSAは毎回最低限必要なものは決まっているし、全部忘れたら困る物ばかりなので、チェックリストは極めて有用です。国内の例として、MRI検査時の鎮静に関する共同提言[1]では、"緊急時の物品および薬剤の配置・整備"として、MRIのためのPSA実施時に、確認しておくべきことのチェックリストや、合併症が発生した時のための緊急対応用の救急カートの例が記載されていて、参考になります。

表1 PSAの準備物品チェックリスト

カテゴリー	一覧	備考
酸素化、モニタリング関係	☐ 酸素 ☐ 吸引 ☐ SpO_2モニター ☐ カプノグラフィー ☐ 心電図モニター ☐ 血圧計	酸素投与方法としては、鼻カニューレ、マスクなどを用意。 吸引は、ちゃんと機能するか事前に確認しておく。
気道関係	☐ バッグバルブマスク ☐ 経鼻エアウェイ* ☐ 経口エアウェイ* ☐ LMA* ☐ 喉頭鏡／ブレード* ☐ スタイレット ☐ 挿管チューブ（カフ用シリンジ、キシロカイン®ゼリー、固定テープ、バイトブロックなども）*	バッグバルブマスクは、事前にフィッティングをチェック。 *小児患者では、患児のサイズに合った器具を前後1サイズずつ（合計で3サイズ）、念のため準備しておく。 LMAは、声門上器具であれば、i-gel®などの他の物でも代用可能。使い慣れているものを用意する。
薬剤関係	☐ PSAに使用する鎮静剤・鎮痛剤 ☐ 拮抗薬	ベンゾジアゼピン系薬剤を使用する際は、フルマゼニル（商品名：アネキセート®）。 オピオイド系薬剤を使用する際は、ナロキソン。

LMA；Laryngeal mask airway（ラリンゲルマスク）

PSAの専用カート

ところでPSA用のカートには、どういうものが載っているのでしょうか？ 各施設や施設内の部署によって、いろいろなカートがあります。例えば、救急外来以外の病棟や外来部署では、急変用の救急カートを用意しているところが多いですよね。そこで、PSAの専用カートには救急カートに載っていないものを優先的に載せたり、逆にそういうのがない場所では、PSA専用のカートにPSAで必要な物品と合併症対応で必須な備品の両方を載せることもあります。実際のものの一例を示します 図1 。

PSA専用カートにはいろいろ載っているのがわかっていただけると思

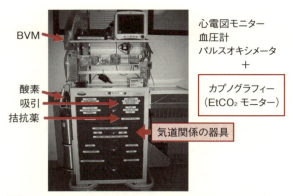

図1 PSA に必要なものを一式載せたカートの例
モニタリング機器のみではなく、合併症に対する対処のための
気道器具や拮抗薬などもカートには搭載されている。
BVM；Bag-Valve-Mask（バッグバルブマスク）
EtCO$_2$；End-tidal carbon dioxide（呼気終末二酸化炭素分圧）

います。図1のカートの例ですと、PSA を行う上で必要なものは、基本的にはすべて載せています。モニタリングに関していえば、酸素化のモニタリングのためのパルスオキシメータ、そして換気の評価のための EtCO$_2$ モニター。そして、心電図モニターに血圧計です。合併症対策としては、吸引、バッグバルブマスク、経鼻エアウェイなどの非侵襲的なものに加えて、念のため LMA などの声門上器具や気管挿管に必要な物品一式をそろえておきます。気管挿管となると、喉頭鏡、ブレード、挿管チューブなどのメインなものだけでなく、カフ用のシリンジだったり、キシロカイン®ゼリーだったり、結構いろいろ必要で、いざ1からそろえるとなると大変なので、一式載っているとうれしいですね。気管挿管が必要になるようなPSA の合併症は極めてまれですが、そうなった時に慌てないように、準備しておく必要があるというわけです。チェックリストや PSA 専用カートを見ると、これまで学んできたモニタリングや合併症対策の総復習という感じでおもしろいですね。

LMA が PSA カートに載っているわけ

 気道管理の棚に LMA とありますが、LMA ってそもそも何でしたっけ？

 Laryngeal mask airway の略で、ラリンゲルマスクと日本語では言うな。"ラリマ" と略す人も日本では多い。ここでは、声門上器具を代表する気道器具として紹介しているけど、別に同じ声門上器具であれば、例えば i-gel® などの別の器具でも大丈夫や。

 Igel® て、確か先が空気で膨らませるカフではなく、ジェル状になっているやつですよね。

 その通り。両方とも器具の挿入が気管挿管に比べて簡単で、短時間で行えるところがポイントや。

 ところで、どうして LMA が必要なのですか？

 詳しくは後で PSA における薬理について話すときに解説するけど、かいつまんで説明すると、PSA に使われる薬剤は効果持続時間が短いことと関係している。

 というと？

 仮に PSA 中に患者さんが過鎮静になって無呼吸や呼吸抑制が起きたとしても、効果持続時間が短い鎮静剤を使った PSA では、過鎮静が持続する時間は極めて短い。通常は数十秒から数分という長さや。

 ふむふむ。

 それだと、ほとんどの場合バッグバルブマスクで換気をしていれば回復することが多い。なので、バッグバルブマスクの準備は極めて大事になる。特に、マスクがフィットするかのチェックを忘れてはいけない。

せっかくあっても、壊れていたりマスクがフィットしなかったりしたら意味ないですもんね。

その通り。ただ事前に確認しても、何かしらの理由でバッグバルブマスクによる換気がうまくいかなかったりする場合もあるから、その際にLMAを使用するわけや。気管挿管が普通では必要ないのは、数分で過鎮静が改善することが圧倒的多数やからや。そもそもLMAが必要となるケースも極めて珍しい。

気管挿管の準備が必要なわけ

　作用持続時間が短い薬剤を使ってPSAを実施した場合、仮に呼吸抑制が発生しても刺激をしたり、バッグバルブマスクで換気をしたりしている間にほとんどの場合は改善します。まれにLMAが必要になることがありますが、気管挿管が必要になることは極めてまれです。しかし、PSAを行う際には、気管挿管の準備もすぐに実施できる環境で行うことが勧められます。どうして気管挿管の準備が必要なのでしょうか？

　PSAを行っていて、ごくまれに深刻な気道・呼吸器の合併症が発生することがあります。例えば、すぐに改善しない**喉頭けいれん**や予想外の大量誤嚥による呼吸不全などは、LMAよりも気管挿管のほうが気道と呼吸の管理としては適切です。ただ、これらは本当にごくごくまれです。

　同じような理由で、呼吸抑制に対して拮抗薬も使われることが極めて少ないです。実際の日本の救急外来における過去のPSAのデータでも、332例の症例中、合併症対策として気管挿管が行われたり、拮抗薬が使われたりしたのは0件でした[2]。ただ、患者さんの体質によって、短い効果持続時間の薬剤でも、効果が予想以上に長く続くことはありえます。そういうこともあって、念のため、気管挿管の準備や拮抗薬を用意しておくことが望ましいと考えられています。

🟤 PSAの準備も実施も、原則は全身麻酔と同じ

 さ、準備物のチェックも済んだし、整形外科の先生を呼んできてくれ。ベッドサイドでタイムアウトして、PSAを開始するぞ。

 タ、タイムアウト！？

　タイムアウトというと、オペ室でするようなイメージですが、PSAの際にも必要です。1章1でも紹介したように、鎮静の深さは連続しています。そのため、中等度や深い鎮静を行っていて、予定より深い鎮静になってしまうことは十分に考え得る合併症です。2002年の米国麻酔科学会の"非麻酔科医による鎮静"のガイドライン[3]や2018年の中等度の処置時の鎮静ガイドライン[4]で定義される、一番深い鎮静深度はなんでしたか？　そう、「全身麻酔」です。そこで、基本的にはすべてオペ室での全身麻酔に準ずるような対応をするのです。というわけで、PSAを開始する前には、タイムアウトを行ってください。タイムアウトは、物品が準備できているか、関わる人はすべてベッドサイドにいるか、同意書は揃っているか、患者さんを取り違えていないかなど、多くの大事なことをチェックする機会になります。

 まとめ

　本項ではPSAの準備物品チェックリストやPSAに必要なものを一式載せたカートの例を紹介しました。救急外来やICUであれば、多くのPSAの実施や合併症対策に必要なものは近くにあることが多いです。しかし、骨折の整復のために透視室でPSAを行う場合や、CT室やMRI室でPSAを実施することもあります。PSAに必要なものが容易に一式漏れなく準

備できる環境づくりは重要です。ぜひ参考にしていただければと思います。

Point

- PSAの準備物品チェックリストやPSAに必要なものを一式載せたカートを有効活用する
- 準備物には、モニタリングの機器だけでなく、合併症対策、特に気道関係の機器が含まれる
- 合併症対策として、吸引、バッグバルブマスク、LMA（もしくは、別の声門上器具）は必ず準備しておく

引用・参考文献
1) 日本小児科学会ほか. MRI検査時の鎮静に関する共同提言 2020年2月23日改訂版. 日本小児科学会雑誌. 124 (4), 2020, 771-805.
2) Norii, T. et al. Japanese Procedural Sedation and Analgesia Registry investigators. Procedural sedation and analgesia in the emergency department in Japan: interim analysis of multicenter prospective observational study. J Anesth. 33 (2), 2019, 238-49.
3) American Society of Anesthesiologists Task Force on Sedation and Analgesia by Non-Anesthesiologists. Practice guidelines for sedation and analgesia by non-anesthesiologists. Anesthesiology. 96 (4), 2002, 1004-17.
4) Practice Guidelines for Moderate Procedural Sedation and Analgesia 2018: A Report by the American Society of Anesthesiologists Task Force on Moderate Procedural Sedation and Analgesia, the American Association of Oral and Maxillofacial Surgeons, American College of Radiology, American Dental Association, American Society of Dentist Anesthesiologists, and Society of Interventional Radiology. Anesthesiology. 128 (3), 2018, 437-79.

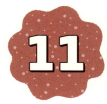

PSAを円滑に行う秘訣、それは処置者とのPSA前コミュニケーション

💭 PSA前のコミュニケーションは患者だけでなく、処置を実施する先生とも

 "No pre-procedural communication, no procedure."

 え、また変な格言ですか？ どういう意味なのですか？

 "Pre"は"前"という意味や。処置前のコミュニケーションなくして、処置なし。つまり、処置前に絶対コミュニケーションをとりましょう、そうでなければ、処置をしてはいけませんってことや。

 良い格言ですね。誰が作った格言ですか？

 俺や。

 （ずこー！）

 "No pressure, no diamonds."という有名な格言がある。圧なくしてダイヤモンドなし。地中深くにおいて超高圧がかかることで、きれいなダイヤモンドはできる。そこからスポーツ選手が、試合前などにプレッシャーがかかる状況だったり、受験生が試験前にプレッシャーがかかる状況だったりする時に使うんや。つまり、今まさにプレッシャーがかかりそうな人を励ます時に言う言葉や。それ以外に

も、長く見えないところで頑張って初めて、美しいものができるというような意味もある。

 私、ダイヤモンド好きです。

 俺の話、聞いていた？

 え、ダイヤモンド買ってくれるんですか？

 なんでやねん。

 で、PSA実施前のタイムアウトをして、実際のPSAをやっていこうという話でしたね。

 その通り。

 整形外科の先生を呼んできたらよかったんでしたっけ？

 そうやな。準備できましたよとお伝えするのと、あらかじめ相談しておかないといけないこともあるからな。

 今日の担当は、気が短くてせっかちで有名な君時華（きみじはな）先生ですよ。はな先生は、超優秀でオペも上手で、しかも病院一のおしゃれなんですが、とにかく気が短い。研修医はもちろんのこと、他科の若手の先生もよく叱られていますよ。プレッシャーがかかりますね。

 それは知っている。そういう先生にこそ、特にPSA開始前に少しお話ししておかないといけないことがある。

 というと？

 一緒に付いてくればわかるよ。ヒントは、PSAにおける薬剤の特性と追加投与のポイント、そして合併症対策や。

なんだろう？ とりあえず、はな先生をお呼びしますね。なんだかドキドキするなあ。

事前の説明でみんなハッピー

　処置実施者と鎮静実施者が異なる場合、事前の話し合いは極めて大事です。処置実施者は処置に集中する反面、鎮静実施者はPSAの実施がメインのタスクです。予期せず患者さんに合併症が発生した場合、**合併症対策や蘇生については鎮静実施者がイニシアチブをとる**ということを明確にしておきましょう **表1** 。また、薬剤を投与した瞬間に鎮静の効果が現れると思っている医療者は珍しくありません。処置が開始できるまでに数分はかかること、鎮静が十分に効いて処置を開始しても良くなったタイミングは鎮静担当者側が合図をすることも事前に伝えておくとスムーズです。さらに、全身麻酔を行うわけではないので、ある程度の体動は起こることを伝えておくといいでしょう。

表1 鎮静実施者が処置実施者と話す際のポイント

ポイント	話しかたの例
PSAを担当するのは鎮静実施チーム	鎮静剤の追加投与のタイミングや薬剤量は、こちらで判断して投与します。
最大効果発現時間（ピーク時間）※	薬剤を投与してから、薬効がピークを迎えるまでは、追加投与をしません。
鎮静深度と体動	私たちが今回行うのは、〇〇度鎮静（＝処置やリスクによって設定したPSAの鎮静深度）で、全身麻酔ではないので、患者さんに体動が起こることがあります。
合併症発生時の対応	場合によっては、処置をいったん止めてもらうことがあります。

※最大効果発現時間：薬剤の投与後、薬剤が最大の効果（ピーク）を発揮するまでの時間。ピーク時間（Time to peak effect）とも呼ばれる（詳細は、2章1を参照）。

～5分後ER内～

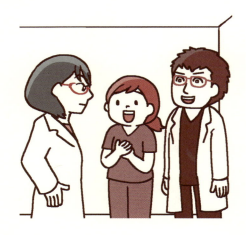

はな先生、来ていただいてありがとうございます。

いえいえ。先ほど患者さんを診察して、レントゲンも見させていただきました。早く整復しましょう。鎮静の準備はどうですか？ 私は、この後に別の症例でオペがあるので、なるべく早くオペ室に行きたいです。さあ、ちゃちゃっとやりましょう。

準備万端です。ところで、2点ほどお願いがあります。

なんでしょうか？ 急いでいるので短めにお願いします。

ご存じのように、鎮静剤は投与しても、**数十秒から数分しないと効きません**。今回使うのはケタミンとプロポフォールという鎮静剤なのですが、ケタミンの効果がピークを迎えるのは、通常投与後3分後ぐらいです。なので、投与した瞬間から処置を実施できるわけではないので、処置を開始して良いタイミングはわかりやすくお伝えします。また、鎮静剤や鎮痛剤の追加投与のタイミングは、こちらで判断しますね。

処置が早く終わりさえすれば、OK です。

 また今回行うのは全身麻酔ではなく、処置のための鎮静なので、**体動はある程度発生します**。その点は事前に御了承ください。もし筋緊張や体動などで処置が難しい時は、遠慮なく言ってください。こちらで、追加の鎮静剤の投与などで、できる限り対処します。

 わかりました。

 また最も重要な点なのですが、合併症が発生した時には、合併症によっては処置をいったん止めてもらうことがあります。

 それはそうですね。そこらの判断も、全面的に信頼しお任せいたします。

 ありがとうございます。先生のほうは、骨折整復のための準備はいかがですか？

 準備 OK です。

 では患者さんのところへ一緒に向かいましょう。

処置を実施する医師とのコミュニケーションの重要性

　このように、処置をしてくれるコンサルタントの先生に、どのようなことが想定されるかやお互いの役割を事前に確認しておくのは極めて大事です。初めて一緒にする医師の場合や、相手が PSA に慣れていない医師の場合は事前のコミュニケーションが特に重要です。

～患者さんのところに到着～

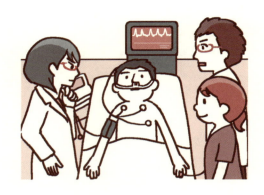

タイムアウトの実施 表2

 長らくお待たせしました。では、準備ができたので始めましょう。

 よろしくお願いします。

 先ほどお話ししたように、今回使用するのはケタミンとプロポフォールという鎮静剤です。ケタミンという鎮静剤では、鎮静中に夢を見ることがよくあるので、何か楽しいことを考えておいてください。旅行に行くとか、美味しいものを食べるとか、そういうのでOKです。

 いろいろ考えてみます！

 では、タイムアウトをしましょう。はな先生も参加お願いします。

 わかりました。

 ではタイムアウトを始めます。患者さん、改めてですが、お名前をフルネームでお願いします。

表2 PSA前のタイムアウトの例

タイムアウト（日付 / 時間）

- ☐ 患者名前
- ☐ 担当者名前
  - ・処置実施者（　　　）
  - ・鎮静実施者（　　　）
  - ・監視専任者*（　　　）
- ☐ 実施する処置
- ☐ PSAの計画
- ☐ 投与薬剤（鎮静剤、鎮痛剤、それ以外）
- ☐ ASA-PS分類**
- ☐ 具体的なリスクのチェック（重大なリスク：　　　）
- ☐ 同意書
- ☐ モニタリングの準備
- ☐ 合併症対策の準備

タイムアウト実施者名前（　　　）

*処置実施者と鎮静実施者が同じ医師である場合はある。その場合は監視専任者として処置に関わらない医療者を必ず別に置く（逆に、処置実施者と鎮静実施者が別の医師である場合は、監視専任者と鎮静実施者が同じであっても構わない）。

** ASA-PS分類：American Society of AnesthesiologistsのPhysical Status分類

○○です。

はい、間違いないです。次、はな先生、確認のために行う処置を教えてください。

脛腓骨骨折に対する整復です。

左右はどちらですか？

&　左です。

ありがとうございます。

鎮静と整復処置の同意書はありますか？

 & サインしてもらった同意書がカルテにあります。（2人とも伊丹先生の方向を指差しながら）ほら、そこに！

 あ、私がちゃんと持っていました。失礼、失礼。

 確認は大事ですからね。

 アレルギーはありますか？

 & 特にありません。

 既往歴はありますか？

 & 特にないです。

 準備物はすべてそろっていますか？

 PSAに必要なものは、合併症対策も含めてカートに載っており、ここにあります。

 処置に必要な物品はすべてそろっています。シーネも、ベッドサイド用の移動型の透視装置も持ってきました。

 患者さんは、心電図モニター、カプノグラフィー、酸素飽和度モニター、血圧計のすべてを装着しています。では、のり先生、PSAの計画を教えてください。

 ケタミンとプロポフォールを使ったPSAで、鎮静深度は中等度。標準体重は80kgの計算で行います。ASA-PSは1、特にリスクはありません。

わかりました。皆さん、最後に質問や懸念などはありますか？

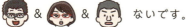 & & ないです。

 準備万端ですね。

PSA 開始

 では始めましょうか。

 では PSA を始めます。ケタミン 40mg を静脈内投与します。1分ぐらいかけて、ゆっくり投与します。（患者さんに向かって）今から、鎮静剤をゆっくり投与しますね。すぐに効いてくると思います。さっき言ったように、何か楽しいことを考えておいてください。

 わかりました。

 ケタミン 40mg を静脈内投与ですね。

 ケタミン 40mg 投与、終わりました。（患者さんに向かって）どうですか？

 なんとなく効いてきた気がします。

 次に、プロポフォール 40mg を1分以上かけてゆっくりと投与します。

 プロポフォール 40mg を静脈内投与ですね。

 プロポフォール 40mg 投与、終わりました。

薬剤解説

　この症例では、ケタミンとプロポフォールの両方を、標準体重80kgに対し0.5mg/kgずつ使用する方法、通称ケトフォールという方法でPSAを行っています。ケタミンは高血圧や嘔吐の副作用がある反面、プロポフォールは低血圧、制吐作用などの作用があり、両者がお互いの弱点を打ち消し合います。ケタミンは鎮痛作用があるため、痛みを伴う処置に使われることが多いです[1]。PSAにおける鎮静剤の一般論については、2章を参照。

〜効果が現れるのを待っている間〜

🧒 （小さな声で）さっきタイムアウトの時に思ったのですが、左足を骨折していて、シーネも巻いているので、明らかに左ですよね。いちいち、左右の確認なんて必要だったんですか？

👨 いや、これは大事や。パッと見た感じひどいけがなのは左でも、処置が必要なのは右ってことはある。思い込みは禁物や。

🧒 なるほど。

👨 それに、気胸や血胸などに対するチェストチューブの挿入や胸腔穿刺では、実際に左右を間違う事故がいまだに発生している。国内の医療事故データベースを使った研究では、約10年間の調査期間中に、17件で左右間違いが発生していた[2]。

🧒 逆側の胸にチェストチューブ入れられたら、シャレにならないですね。

👨 鎮静されていると、患者さんも左右の間違いや部位の間違いは指摘できないからな。すべての侵襲的な処置でタイムアウトをする習慣をつけたほうがよい。

ほんとうですね。中盤になってきて、骨折がどっちだったか忘れた読者に対するサービスかと思いました。

 え、なんだって？

 こっちの話です。続けましょう。鎮静剤も効いてきたようです。

手術室外における侵襲的な処置の前のタイムアウト

　タイムアウトは「執刀前に手を止めて執刀医が患者、手術部位、術式を声に出して確認すること」と定義され、特に近年重要性が認識されるようになってきています[3,4]。今でこそ当たり前のように手術室においては実施されますが、かつてはそうではありませんでした。

　侵襲的な処置が手術室外で実施されることは珍しくありません。残念ながら、2009年の米国の退役軍人病院の研究は、手術室外においても部位の間違い、患者の取り違えなどが発生していることを示しています[5]。タイムアウトの必要性は10年以上前から指摘されていますが、米国でも手術室外におけるタイムアウトが完全に周知されているとはいえません。同じ米国のグループによって10年後にフォローアップの研究がされています。それによると、取り違えなどの発生頻度は減っているものの、医療事故の原因としては依然としてタイムアウトが不適切だったり、できていなかったりしたことが多かったという結果でした[6]。医療事故予防のためにも、侵襲的な処置の前には手術室外でもタイムアウトを実施すべきです。日本麻酔科学会より出されている「安全な鎮静のためのプラクティカルガイド」（2021年）[7]でも、タイムアウトやチェックリストについて記載されているので、ぜひ読んでみてください。

処置とPSAの開始

 ○○さん聞こえますか？

 ……。

 視診上、呼吸状態は安定しています。モニター上もカプノグラフィーの波形も酸素飽和度もすべて異常ありません。

 はな先生、整復処置をお願いします。

 わかりました。（左下肢を持って支えながら、整復部位を押して）えーい！

 うーん。きれいな景色だなあ（むにゃむにゃ）。

 鎮静も鎮痛もうまくいっていますね。

 そうやな。何か素敵な夢を見ておられるようや。後でどんなだったか聞いてみよう。

 （じゃまにならないように、小さな声で）ただ、整復は大変そうですね。

 （小さな声で）転位が大きな骨折やから、整復も大変や。なかなか体格が良く、筋肉もしっかりあるので、整復するのにも骨が折れるな。

 混乱を招く説明はやめてください。

 申し訳ないのですが、少しこちらを押さえておいていただけますか？

 もちろんです。私が手伝います。（研修医に向かって）監視専任者は伊丹先生ですので、処置が大変そうでも、手伝わなくて結構です。しっかり患者さんの観察をしておいてください。

わかりました。

〜15分経過〜

PSAは継続中。何度か鎮静剤も追加投与済み。整復に苦戦する、はな先生。

 結構難しいですね。透視レントゲン上でも、もう少し余地がありそうです。もう一度、トライしてみます。

 わかりました。もうしばらく処置に時間がかかりそうですね。先ほどの鎮静剤の効果が切れてくるタイミングですので、投与したほうがよさそうですね。追加でプロポフォールを20mg静脈内投与します。

 追加のプロポフォールを20mg投与ですね。

 プロポフォール20mg、投与しました。

 あれ、意外とすんなりいきました。透視で見てみます。あ、画像上もいいですね。あー、よかった。じゃあ、私はオペがあるので、オペ室に上がります。透視レントゲン上はよさそうでしたが、後で正式なレントゲンもお願いします。ありがとうございました。

 先生、あっという間に風のようにどっかに行っちゃいましたね。でも、うまくいってよかったです。

 ほんまやな。風と共に去りぬ。

 あ、先生大変です！患者さんの呼吸が！

まとめ

　処置を実施してくれる医師とのコミュニケーションやタイムアウトについて解説しました。患者さんとのコミュニケーションはもちろん重要ですが、PSAをスムーズに行うためには、PSAを行うチームと処置を行うチームで協力し、役割分担することが重要です。当然ですが、これらは処置およびPSA実施前に行うことが必要です。今回は、せっかちな整形外科医の先生という設定でしたので、要点を絞ったPSA前の説明でしたが、処置を行うチームのキャラクターによっては、説明のスタイルを変えることも重要です。初めて一緒に働く医師の場合は、もっと説明を行ってもよいでしょう。次項では、魔の時間であるPSA後のモニタリングと管理について解説します。

Point

● PSA実施前に必ず、処置を実施する医師やチームとコミュニケーションをとる

● 役割分担や合併症発生時の対応などを明確にしておく

● 患者を含んだ、PSA前のタイムアウトは必須

引用・参考文献

1) Jalili, M. et al. Ketamine-propofol combination (ketofol) vs propofol for procedural sedation and analgesia: systematic review and meta-analysis. Am J Emerg Med. 34 (3), 2016, 558-69.
2) Kamio, T. et al. Adverse events related to thoracentesis and chest tube insertion: evaluation of the national collection of subject safety incidents in Japan. Eur J Trauma Emerg Surg. 48 (2), 2022, 981-8.
3) Pellegrini, CA. et al. Time-outs and their role in improving safety and quality in surgery. Bull Am Coll Surg. 102 (6), 2017, 54-6.
4) The Joint Commission on Accreditation of Healthcare Organizations. Comprehensive Accreditation Manual for Hospitals. Glossary. Oakbrook Terrace, IL. 2017 update.
5) Neily, J. et al. Incorrect surgical procedures within and outside of the operating room. Arch Surg. 144 (11), 2009, 1028-34.
6) Neily, J. et al. Assessment of Incorrect Surgical Procedures Within and Outside the Operating Room: A Follow-up Study From US Veterans Health Administration Medical Centers. JAMA Netw Open. 1 (7), 2018, e185147.
7) 日本麻酔科学会安全委員会. 安全な鎮静のためのプラクティカルガイド. 2021年11月26日. https://anesth.or.jp/files/pdf/practical_guide_for_safe_sedation_20220216.pdf (2024年9月閲覧)

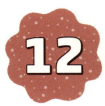

12 処置終了後は魔の時間

処置終了直後はキケン

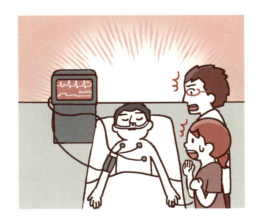

骨折整復処置のために PSA を実際に施行して、処置がうまくいってホッとしていたところ、患者さんの呼吸が止まったことに気づいたというのが前回までの展開でした。

いつも通り、すばらしいまとめをありがとう。

て、そんなまとめをしている場合じゃないですよ！患者さんの呼吸が止まっています。胸部の呼吸変動がないですし、カプノグラフィーの波形もフラットです。

まあ落ち着け。

 ああ、どうしましょう！

 まずは患者さんへの刺激や。幸いなことに、現時点では酸素飽和度は100%。まず、トントンと肩を強めに叩いて、呼びかけてみよう。それがうまくいかない場合は、バッグバルブマスク換気や。バッグバルブマスクの準備をするから、君は患者さんに刺激を与えてくれ。

 （肩を強めに叩きながら）わかりますかー？ 処置は無事に終わりましたよ。わかりますかー？！ 起きてくださーい！ お願いしまーす！

 むにゃむにゃ。もうこれ以上食べられないよー。

 あ、少し反応して、自発呼吸も戻りました。まだ、ちょっとボンヤリはしていますけど、意識レベルも上がってきましたね。

 よかった。引き続き適度に刺激しつつ、モニタリングを続けよう。

意外と多い処置終了後の呼吸抑制

　処置終了直後に呼吸抑制になることはよくあります。特に今回のように、処置終了直前に鎮静剤を追加で投与したのに、処置の締めの部分が思ったより早く終わった場合には発生しがちです。では、どうして処置終了後に呼吸抑制になるのでしょう？

　処置中は、痛みを伴う刺激がよくあります。そこで、鎮静剤と刺激の均衡がうまく働いて、ちょうど良いくらいの鎮静深度が維持されます。ところが、処置が終わってしまうと刺激がなくなってしまうため、過鎮静になってしまうというわけです。処置終了後に過鎮静になることは珍しくありません。なので、処置が終わってもPSAは終了ではないということを肝に銘じる必要があります。患者さんの意識レベルがPSA前のレベルに戻

って初めて、PSA は終了と言えます。

終わりよければすべて良し

"All's well that ends well."

なんですか？

終わりよければすべて良しという意味や。シェイクスピアの劇からの引用や。

逆に、終わりがダメだと台無しですね。

その通り。PSA では、特に最初と最後に気をつける必要があるからな。全身麻酔と一緒や。

ところで、PSA が終わって、処置室を退室できるかはどうやって判断するのですか？

退室基準を使って評価

　PSA 後には、標準的な退室基準が定められています 表1 。基本的な考えかたは、まず意識レベルが元のレベルに戻っているか。そして、患者さんの状態、つまりバイタルサインが安定しているかです。また、嘔吐や痛みがコントロールされているということも重要なポイントです。

　この退室基準には、修正 Aldrete スコアがよく使われています。これは、もともとは麻酔後の回復を評価するものとして作られたもので、最初のバージョンは 1970 年代に発表されています[1]。結構古いスコアですね。Post Anesthesia Recovery（PAR）Score、つまり麻酔後の回復スコアというのが正式名称ですが、メキシコ出身の Aldrete 医師によってこのスコアが考案されたので、Aldrete スコアと呼ばれることが圧倒的に多いです。

表1 「PSA 後に安全に退室できるか」のチェックリスト

PSA 後の退室基準：
安全に退室するためには、下記すべてを満たしている必要がある

□ 行動および会話は処置前と同等である
□ 疼痛は自制されている
□ 新しい症状は認められない
□ 退室の指示を理解している
□ 自宅へ帰る安全な手段と自宅環境が確保されている
□ 通常の意識レベルである
□ 循環動態が安定している
□ バイタルサインは患者にとっての正常値内である
□ 許容範囲内の嘔気や嘔吐で、水分が摂取できている
□ 修正 Aldrete スコアが 9 点以上である
□ 20 分間の覚醒ができる
□ 適切な呼吸機能と気道防御反射がある

酸素化の指標として、オリジナルでは皮膚の色調で評価していましたが、現在は、酸素飽和度で評価すると記載されている修正版 表2 [2)] が一般的に使用されています。

　このスコアは、それぞれの項目について評価して、それを合計する方式です。満点は 10 点で、9 点以上だと処置後観察室を退室していいと判断される施設が多いです。ただ、帰宅する場合は、10 点が望ましいとは思います。この修正 Aldrete スコア以外にも、modified Post-Anesthesia Discharge Scoring System（修正版 PADSS）や、その小児版の Ped-PADSS も考案されています。ただ基本的な考えかたは同じで、評価項目もかなり似ています。何かしらの客観的な評価基準で評価するということが大事で、理想的には部署内や病院内で統一して使用したいところです。ただ、どれを使うか自体はそれほど重要ではありません。

表2 修正 Aldrete スコア（文献 2 より作成）

項目	点数
活動性	
四肢を自発的に動かすことができる	2 点
上肢もしくは下肢を自発的に動かすことができる	1 点
動かせない	0 点
呼吸	
深呼吸や咳が可能	2 点
呼吸苦や浅呼吸	1 点
無呼吸	0 点
循環	
血圧と脈拍が鎮静前の状態に対して±20%	2 点
血圧と脈拍が鎮静前の状態に対して±20〜49%	1 点
血圧と脈拍が鎮静前の状態に対して±50%	0 点
意識	
完全覚醒	2 点
呼びかけで覚醒する	1 点
反応なし	0 点
酸素化	
room air で 92% 以上の SpO_2 を維持	2 点
90% 以上を維持するのに酸素投与が必要	1 点
酸素投与をしても 90% が維持できない	0 点

それぞれの項目を評価し、合計点で判断する。

どうやって使うの？ 修正 Aldrete スコア

修正 Aldrete スコアはどうやって、いつ使用するんですか？

PSA開始前、処置終了直後、30分後などのタイミングで、何度か評価することも想定されている。

なるほど。

今の時点でまず評価してみようか。

そうしましょう。まず活動性ですが、指示で四肢を動かせるので2点ですね。呼吸は、まだ少し浅いので1点。バイタルサインは鎮静前とほぼ同じなので2点。意識は、呼びかけで覚醒するので1点。酸素化は現在酸素投与をしているので、一応1点ですが、呼吸がしっかりしてくれば切れそうですね。というわけで、現時点では7点ですが、だんだん覚醒してきていますし、すぐに満点になりそうです。

すばらしい。

このあと目安として、どれくらいの期間モニタリングが必要なのですか？

良い質問や。鎮静剤の最終投与から、少なくとも30分程度は呼吸・循環のモニタリングを行う。もちろん作用期間が長い薬剤を使った場合は、より長期間モニタリングが必要なこともある。

なるほど。

また、薬剤に対する拮抗薬を使って覚醒させた場合は、拮抗薬が切れた後に再鎮静されてしまう懸念があるため、処置後の観察期間が長くなる。拮抗薬自体にも副作用があるから、安易な使用は慎んだほうがいいな[3]。

今回のPSAでは拮抗薬は使っていないので、30分をめどにもう少し観察を続けますね。

～30分後～

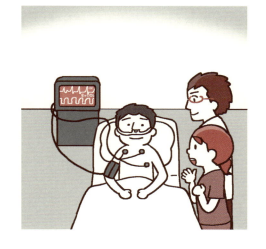

 調子はどうですか？

 え、もう終わったんですか？ 鎮静も処置も全然記憶にありません。でも、調子はいいですし、痛みもさっきよりあまり感じません。

 それはよかった。吐き気などもないですか？

 大丈夫です。

 たしか、ご家族が迎えに来てくださるという話でしたよね。

 はい。近くに住んでいて、今こちらに向かっていると思います。

 鎮静からすっかり目が覚めましたし、整形外科の先生も明後日の外来でフォローアップしましょうと言っておられました。ご家族が到着され次第、鎮静後の注意点について説明しますね。

わかりました。お願いします。

〜伊丹先生とのり先生は、患者さんの家族を待ちながら二人で会話中〜

 Aldrete スコア満点でした。ほかの退室基準もすべて満たしているので、あとはご家族が来られたら一緒に説明して、帰宅ですね。

 そうやな。PSA も処置もうまくいったし、鎮静後の回復も順調で本当によかった。小児では鎮静後に嘔吐を経験することが珍しくなく、ケタミンでは特に多いんやけど、今回はそのようなこともなさそうやな。

患者さんと家族に説明する

 ところで、さっき先生が言っていた鎮静後の注意点ですが、どんなことを説明したらよいか実はよくわかっていません。うまくいってよかったですね、さようならーって感じですか？

 なんでやねん！ PSA 後に帰宅する時は、患者さんや家族に理解してもらわないといけないことが結構ある。それもうまくできてこその、鎮静後のケアやからな。

 そう言われてもー。私は好きなこと以外はあんまり覚えられないんです。

 心配ご無用。事前に患者さんと家族に説明用の書面 図1 を用意している。

 わ、ありがとうございます。先生が私のことをそんなに思って準備してくれていたなんて。うれしいです。

 なんでやねん！ 君のためじゃなく、患者さんや家族のためや。

> **検査・処置のために鎮静を受けられた方とご家族へ**
>
> 本日、検査・処置のために眠くなる薬（鎮静剤）・痛み止め（鎮痛剤）を使用しました。鎮静後に一定時間の経過観察を行い、安全に帰宅できる状態であると判断されましたが、24時間程度は薬の影響が残ることがありますので、次のような点に注意してください。
>
> **処置のあと、次のような症状が出ることがあります**
> ・数時間は強い眠気が出たり、ふらついたりすることがあります
> ・鎮静のあと時間をあけずに飲食すると、嘔吐することがあります
> 　（まず水がしっかり飲めることを確認してから、食事を始めましょう）
>
> **次のような危険を伴う行動は、少なくとも24時間は避けてください**
> ・車や自転車の運転
> ・水泳
> ・電動工具での作業
> ・高所での作業
> ・重要な決定を下したり、法的文書に署名したりといったこと
>
> **以下の場合は、直ちに病院にご連絡ください！**
> ・吐き気や嘔吐が続く
> ・痛みがひどくなり、鎮痛剤でも治らない
> ・処置した部位が出血してきた／ひどく腫れてきた
> ・皮膚が蒼白または青紫色になっている
> ・鎮静後24時間経過後も眠気やふらつきが続く
>
> **（ご家族へ）こんなときは早急に救急車を呼んでください**
> ・呼吸の仕方がおかしい
> ・起こしてもまったく反応しない。目を覚まさない
> ・全身に発疹が出た
>
> **そのほか、帰宅後にご心配な点がありましたら、下記までご連絡ください**
> 　〇〇病院
> 　救急外来 TEL：〇〇-〇〇〇〇-〇〇〇〇

図1　PSA後の退院時の注意事項の書面の例

 ぜひ見せてください。

 非医療者の方に読んでもらうために、なるべく医療用語を用いずに書かれている。

図1のようなA4サイズ1枚の書面があると現場の医療者にとってはうれしいですね。実際の場面では、この書面をもとに説明して、その後は紙もお渡しします。そのときに、ちゃんと説明して理解してもらえたかの記録のために、同じものを2部作ってサインしてもらい、1部を病院側に残しておくのが理想的です。

　鎮静後のトラブルで、医療訴訟になるということは起こりえます。訴訟は医療者側のミスがなくても起こることがあり、いろいろな要素に依存するので、完全には予防できません。そのため、コミュニケーションをしっかりとって、それを記録しておくということが重要です。言った、聞いてない、というのは夫婦レベルでも頻繁に起こる行き違いですから。PSAに限らず、インフォームドコンセント全般に言えることです。

　ちなみにこの書面ですが、基本的にはシンプルな内容で、4つの大きなポイントがあります。一つ目は、鎮静の後によく起こること。例えば、眠気が出たり判断力が鈍ったりするということについて。二つ目は、鎮静の軽い影響は鎮静後24時間続くことがあるので、鎮静後には行わないほうがいいことの説明。つまり、運転とか水泳などです。三つ目は、予約外来を待たずに病院に戻ってきてほしい状況。例えば、鎮静後に嘔気が続くとか、処置をした部分の痛みが強いとかそういうシチュエーションです。四つ目は、緊急事態で、一刻も早く医療機関を受診しなければいけない状況の説明です。これには、再鎮静による無呼吸や遅れて発生する薬剤に対するアレルギー反応などが含まれます。相当珍しいですが、必ず押さえておきたい点です。

PSA直後に家を買ってはいけません

なるほど。そう考えると、難しくはないですね。

鎮静から回復した直後に車を運転して、交通事故を起こした事例などは国内外で報告されている[4,5]。鎮静後に完全に回復した気がし

ていても、24時間は危険な行為や高いリスクが伴う行為はしないように念を押す必要がある。

だから、重要な決定を下したり、大事な書類にサインしたりしちゃだめなんですね。

その通り。鎮静後24時間は、いくら良い感じの家や車が見つかっても、絶対買っちゃだめ！

なるほど！ 気をつけます。

まあ、君の判断力は、だいたいいつも鈍っている気もするけどな。

先生、それはパワハラです！

まとめ

　処置後のハイリスクな時間と退室基準について解説しました。処置が終わって一安心と言いたいところですが、**患者さんが鎮静前の状態に完全に戻るまでがPSA**です。痛み刺激がなくなる処置終了直後は特に危険です。最後まで気を抜かずにPSAを実施しましょう。また、PSA終了後の注意点にはいくつかポイントがあり、患者さんや家族にうまく説明したいところです。鎮静直後の患者さんに全部覚えろというのも酷な話ですので、病院や部署として書面が用意できるとよいと思います。次項では、PSAで一番気になる点の一つである、合併症とその対策について解説します。

- 処置終了直後は合併症が多発する魔の時間
- 鎮静後の回復は修正 Aldrete スコアを使って評価する
- 安全に帰宅できるかはチェックリストを使用して判断する
- 鎮静後の注意点は、書面を使って患者さんや家族に説明する

引用・参考文献
1) Aldrete, JA. et al. A postanesthetic recovery score. Anesth Analg. 49 (6), 1970, 924-34.
2) Aldrete, JA. The post-anesthesia recovery score revisited. J Clin Anesth. 7 (1), 1995, 89-91.
3) 後藤田卓志ほか．内視鏡診療における鎮静に関するガイドライン．第 2 版．日本消化器内視鏡学会雑誌．62 (9)，2020，1635-81．
4) 小原勝敏．内視鏡の鎮静と医療事故．日本臨床麻酔学会誌．38 (7)，2018，849-56．
5) Chung, F. et al. Car accidents after ambulatory surgery in patients without an escort. Anesth Analg. 106 (3), 2008, 817-20.

第1章 PSAの基本をマスターしよう！

13 PSAによる合併症の種類と対処法とは？

合併症の多くは予防できるが、完全には予測できない

それにしても、PSA では結構しっかり評価するのに、どうしてすべての合併症が予防できないのでしょうか？ 今回も一過性でしたが、患者さんに呼吸抑制が発生してびっくりしました。

めずらしくいい質問やな。いつもボーッとして、聞いているのか聞いてないかわからんのに。

前も言いましたけど、それパワハラですよ。

ごめんなさい。

さあ、どうぞ続けて。

なんか立場が逆転したような気がするけど、まあいいか。

何ぶつぶつ言っているんですか。早く説明してください。

合併症には、大きく分けて二つある。

135

というと？

医療者側のファクターに大きく依存するものと、患者さんの体質に依存して、鎮静剤を投与して初めて気づくものや 表1 。例えば、鎮静剤の過量投与による過鎮静は、医療者側による部分が大きい。体重 40kg の患者さんに間違って 100mg のプロポフォールをボーラス投与したら、ほとんどの場合、呼吸抑制が起こる。

そりゃそうです。主に医療者側の問題ですね。

逆に、これまでケタミンを使われたことがない患者さんにケタミンを投与して、初めてアレルギー反応が起きたというのは、医療者側にはほぼ予測不可能な事例や。患者さんの体質によるものやからな。また、鎮静剤の効きかたにも個人差がある。成人の屈強な男性に少量のケタミンを投与したら無呼吸になってえらい焦ったことがある。それは極端な例やけど、合併症の発生がすべて予測できるというわけではないということや。

ふむふむ。

表1 PSA による合併症の大きな分類と具体例

医療者側のファクター	患者の特異体質
・鎮静剤過量投与による過鎮静 ・鎮静剤過量投与による低血圧 ・鎮静剤投与量不足による鎮静不十分 ・誤嚥	・嘔吐 ・喉頭けいれん ・アレルギー反応 ・ミオクローヌス ・奇異性興奮 ・悪夢 ・急性反応
具体例： ・患者の嘔吐に気づかず、嘔吐物を誤嚥した。 ・通常の投与量の 3 倍を投与し、患者が無呼吸になった。	具体例： ・はじめて鎮静剤を投与された患者にアレルギー反応が出た。 ・ケタミンを投与したところ、喉頭けいれんが発生した。

でも、そういう予想外のことでも、ちゃんと対処できないといけない。

　ここで、"患者の特異体質"という分類に嘔吐があり、"医療者側のファクター"に誤嚥があるのはどうしてなのでしょう？二つは関係している気がしますが。

　すばらしい質問で感服いたしました。

　変に持ち上げなくていいので、早く教えてくださいよ。

　患者さんが嘔吐しやすいかを評価することはできます。しかし、実際問題として完全に予測することはできません。例えば、ケタミンは嘔吐を引き起こすことが多いです。けれど、嘔吐した際にすぐに医療者側が対処すれば誤嚥は予防できますし、咳などの気道反射を残した状態のPSAを行っていれば、基本的には臨床上問題となる誤嚥は起こりません。なので、誤嚥の発生には医療者側のファクターが大きいといえます。

　ケタミンと嘔吐に関するエビデンスを詳しく見てみましょう。小児のケタミンによる鎮静では嘔吐が起きやすいことが知られています。プラセボと比較した場合、制吐剤の事前投与による嘔吐発生率が12.6%から4.7%に減らせたという研究[1]があります。ケタミンを投与しても、10人中9人には嘔吐が起きない反面、制吐剤を投与しても、嘔吐をする小児がいるということがわかります。結局、どのような症例に制吐剤を使えばいいのかはわかっていません。なので、家族には嘔吐が発生する可能性が少なくないことを事前に説明しつつ、嘔吐したときの対処をしておくことが重要になります。それによって、嘔吐自体は完全に防ぐことができなくても、誤嚥という重篤な合併症を防ぐことができます。どんな時もモニタリングと合併症が発生したときの準備が必要というわけですね。

合併症の発生率は？

 合併症の発生率はどれくらいなのですか？

 行う処置や、鎮静の長さ、また患者さんの状態によっても違うから一概には言えないが、軽度なものを含めるとある程度の頻度で発生している。

 では、重大な合併症はどうですか？

 ちゃんと事前評価や準備を行って施行した場合、死亡や後遺障害が残るような重度な合併症は極めてまれや。

 ## PSAの合併症の頻度

　324,737件の消化器内視鏡における鎮静（上部消化管内視鏡：140,692件、下部消化管内視鏡：174,255件、ERCP：6,092件、超音波内視鏡：3,698件）のデータを後ろ向きに検討した研究があります[2]。その研究では、1.4％で心血管系の合併症が発生していました。低酸素血症や誤嚥などの合併症です。しかし、PSAによる死亡は0.008％で、航空機事故による死亡のリスクとそれほど変わりませんでした。

　予定されている処置に対するPSAと比較して、一般的にリスクが高いと考えられているものが救急外来でのPSAです。急な予定外のPSAで、絶飲食ではない状況や患者さんの状態の不安定さなどを考えると、リスクが高いのは驚きではないかもしれません。日本の救急外来におけるPSAの多施設観察研究（Japanese Procedural Sedation and Analgesia Registry；JPSTAR）では、2017年5月から2021年5月の期間に登録された943症例において98例（10％）で一過性の低酸素血症が発生していました[3]。舌根沈下や無呼吸などのほかの呼吸関係の合併症を合わせると、

合計144例（15%）において呼吸器系合併症が発生していました。しかし、この1,000例近い症例の中でも、死亡や後遺障害などの重篤な合併症は発生していませんでした。

PSAで一番多い合併症は呼吸に関するもの

 今回の症例でもそうでしたけど、合併症は呼吸に関わるものが多いのでしたっけ？

 その通り。ほとんどのPSAに関係する研究では呼吸系の合併症が多いと報告されている。循環器や神経系の合併症もあるが、やはり呼吸が多い。というのも、PSAに使われる鎮静剤のほとんどすべてが呼吸抑制を起こし得るからな[2]。

 だから、血圧計や酸素飽和度などの通常のモニタリング装置に加えて、カプノメータを使うことがオススメってわけですね。

 そうや。無呼吸が発生しても、すぐに酸素飽和度が下がってくるわけではないからな。無呼吸や呼吸抑制を検知するモニターとしては、優れている。

 酸素飽和度に頼っていると、呼吸抑制に気づくまでにタイムラグがあるんでしたよね。

 そうや。酸素化は保たれていても、知らない間に血中の二酸化炭素濃度は上昇していくから、モニター上で低酸素になっていなければOKというわけではない。そこで、呼吸の状態、特に換気を評価するためのカプノメータが役立つわけや。呼吸状態が肉眼で観察しにくい体位やMRIのためにPSAを行う時には、特に有効性を発揮する。ただ、いつも使い慣れてない機器を、そのような時だけ使うというのはリスクが高い。そのため、基本的にはPSAでは毎例使うのがいいのではと思う。

 なるほど。もし無呼吸や呼吸抑制が発生しているのに気づいたら、どうしたらいいんですか？

まず行うのが下顎挙上法。そして、酸素投与、バッグバルブマスク（BVM）換気や。

呼吸抑制や無呼吸に対する対処

　合併症も、基本的にはABCDで考えます表2。一番多い気道や呼吸器系の合併症発生時の蘇生処置自体は、ほとんどがBLS（basic life support：一次救命処置）の知識や技術で実施可能です。過鎮静によって呼吸抑制や舌根沈下が発生した場合は、まず下顎挙上法図1を行いましょう。特殊な器具を用いなくてもすぐに実施でき、気道を再び開通させることができます。また過鎮静により呼吸抑制や無呼吸が発生し、下顎挙上法

表2 PSAにおける合併症の種類

システム	例
A（気道）	気道閉塞（舌根沈下、喉頭けいれん）
B（呼吸）	低酸素血症、高二酸化炭素血症
C（循環）	不整脈（徐脈、頻脈）、低血圧、高血圧
D（意識）	興奮、鎮静不全、脱抑制、鎮静遷延

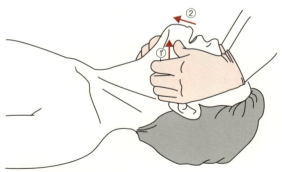

図1 下顎挙上法のやり方
両手の中指から小指を下顎角に当て、下顎を前方に引き出しつつ（①）、親指で口を開ける（②）。

や刺激ですぐに改善しない場合は、酸素投与とバッグバルブマスク換気を行うことで、短時間作用の薬剤を用いている場合では、数分のうちに回復することがほとんどです。

怖い喉頭けいれん

 表2 のＡ（気道）に書いてある喉頭けいれんというのはなんですか？

 喉頭けいれんは最悪の場合、完全な気道閉塞を引き起こす大変恐ろしい合併症や。

 怖い！

 ただ、一過性のことが多いから、落ち着いて対処することが重要や。

喉頭けいれんには、あらかじめ蘇生の手順を決めておくのがポイント

　喉頭けいれんは、最悪の場合には完全な気道閉塞を引き起こす、まれですが対処が難しい合併症です。そのため、鎮静に慣れている医療者でさえも震え上がらせます。喉頭けいれんは、ケタミンによって誘発されることがよく知られていますが、実際にはプロポフォールなどのほかの鎮静剤でも発生します。ただ、ハイリスクの症例 表3 を避ければ、発生率は0.42％（約200回に1回）とまれで、通常は5分未満で、バッグバルブマスクによる陽圧換気で改善します[4]。鎮静剤投与の直後ではなく、数分後または処置終了後に遅れて発生するのも嫌なところです。

　喉頭けいれんが発生した場合、最初に行うことは高流量酸素投与とバッグバルブマスクによる陽圧換気です。もし血液や唾液などが気道を刺激している場合は、吸引して除去します。同時に、人手を呼びます。Larson

表3 喉頭けいれんのハイリスク

- 上気道炎
- 多量の気道分泌物や血液、嘔吐物
- 喉頭を刺激するような処置（気管支鏡、口腔内の処置）
- 上気道の解剖学的異常
- 小児（特に1歳未満）

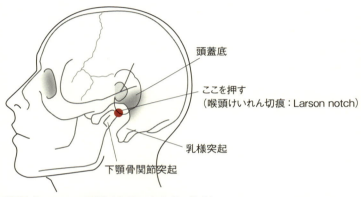

図2 Larson 手技（文献5を参考に作成）

手技 図2 も有効とされています。

　Larson 手技は、1998年に麻酔科医の Dr.Larson が、自分の師匠に教わった方法として麻酔科の雑誌で紹介したもので、あまりエビデンスレベルは高くないのですが、簡易な方法なのでよく知られています。具体的なやり方ですが、両手の中指で患者の「喉頭けいれん切痕」または「Larson notch」と呼ばれるスポットを強く押します。「喉頭けいれん切痕」は、前方を下顎骨関節突起、後方を乳様突起、上方（頭側）を頭蓋底に挟まれた場所で、ちょうど耳たぶの裏側あたりです。見てわかるように、普通の下顎挙上法を実施するときにも押さえる部位から近いので、実施自体は難しくありません。感覚的には少し強めに中指に力を入れて押しながら、下顎挙上法を実施するイメージです。

この間に、気管挿管（Rapid sequence intubation；RSI）の準備をします。準備の間、高流量酸素投与とバッグバルブマスクによる陽圧換気を続けます。喉頭けいれんが改善しない場合は、RSIを行います。幸いなことに、ほとんどの症例では、この間に自然に喉頭けいれんは改善しますが、発生した時点では最悪のシナリオを意識して行動することが重要です。RSIの方法に関しては本書では触れませんが、気道確保が難しいことを想定し、外科的な気道確保の準備なども同時に行うほうがいいでしょう。

まとめ

　今回はPSAの合併症の中でも、特に多い気道と呼吸に関する合併症について解説しました。合併症の多くは予防できますが、完全には予測できないので、よく遭遇する合併症（例：呼吸抑制）や、致死的になり得るもの（例：喉頭けいれん）については、日頃から対処法を復習しておき、対処に必要な物品がどこにあるかも把握しておきましょう。

Point

- 合併症の多くは予防できるが、患者の特異体質によって発生するものもあり、完全には予測できない
- PSAの合併症で多いのは気道と呼吸の異常で、下顎挙上法、酸素投与、バッグバルブマスクで改善することがほとんど
- 喉頭けいれんは、最悪の場合には完全な気道閉塞を引き起こす、まれだが怖い合併症である
- 喉頭けいれんが発生した場合は、高流量酸素投与とバッグバルブマスクによる陽圧換気、Larson手技＋下顎挙上法を実施しながら、気管挿管の準備をする

引用・参考文献

1) Langston, WT. et al. Effect of ondansetron on the incidence of vomiting associated with ketamine sedation in children: a double-blind, randomized, placebo-controlled trial. Ann Emerg Med. 52 (1), 2008, 30-4.

2) Sharma, VK. et al. A national study of cardiopulmonary unplanned events after GI endoscopy. Gastrointest Endosc. 66 (1), 2007, 27-34.

3) Shirane, S. et al. Association between capnography and recovery time after procedural sedation and analgesia in the emergency department. Acute Med Surg. 10 (1), 2023, e901.

4) Bellolio, MF. et al. Incidence of Adverse Events in Adults Undergoing Procedural Sedation in the Emergency Department: A Systematic Review and Meta-analysis. Acad Emerg Med. 23 (2), 2016, 119-34.

5) Larson, CP Jr. Laryngospasm--the best treatment. Anesthesiology. 89 (5), 1998, 1293-4.

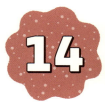

14 PSAの一連の流れを振りかえろう

PSAの実施は、全身麻酔と同様のプロセスと準備で

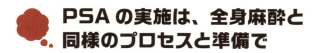

処置後に無呼吸が発生したものの、うまく合併症に対処することができてよかったです。患者さんも無事に回復して、退室基準も満たしたので先ほど患者さんは帰宅されました。

よかった。初めてのPSAがうまくいってホッとしたやろ。

ほんとですね。怖かった鎮静がうまくいってよかったです。ところで、PSAってそもそも何でしたっけ？

なんでやねん！ PSAは、Procedural Sedation and Analgesiaの略で、procedural（プロシージャル）"処置の"、sedation（セデーション）"鎮静"、analgesia（アヌルジージア）"鎮痛"という3つの単語を組み合わせた言葉や。痛みや不快感を伴う処置をする際に、患者さんが快適に処置を受けられるように行う鎮静のことを指すって、そういう話は随分前にしなかった？（1章1参照）

ええ、そうでした、そうでした。PSAはそもそも前立腺のPSAじゃないって話でしたよね。

まあ、それは置いといて、良い機会やから復習しよう。

復習は嫌いですが、しょうがないですね。

安全なPSAの実施に必要なステップと内容

　PSAの基本的な流れを、最初から最後まで全体を通してみると、こういう感じになります 図1 。繰り返しになりますが、PSAの実施は全身麻酔とコンセプトが一緒です。

　忙しい時はついつい間のステップをサボりそうになりがちですが、それぞれのステップは極めて大事です。スキップしないようにしましょう。評価や計画がないと、適切な準備ができないですし、準備を怠った時に限って悪いことが起きます。

　簡単に思えるPSAであっても、ちゃんとステップを踏み、事前の評価を入念に行うことで、ほとんどの合併症は予防できます。そして、もし仮に発生してもすぐに対処が可能です。それを毎回繰り返すことで、部署や施設全体の習慣となります。そして安全を大事にする文化が育まれます。

LEMONS（レモン）を食べてMOANS（モー）と唸って、ASA（朝）になる

 ところで、PSA前の評価には、どのようなものがあったんでしたっけ？

せっかくなので、PSAの最初のステップであるPSA前評価を復習しようか。

気管挿管の難しさを評価する語呂がありましたよね。酸っぱい果物だったような気が。グレープフルーツでしたっけ？

146

ステップ	内容	本書での該当項目
処置前評価	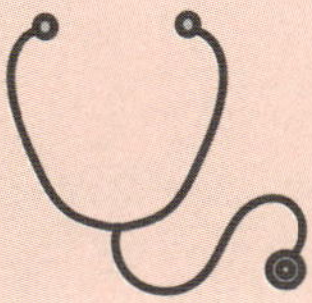 ☐ 病歴聴取：AMPLE ☐ 気管挿管困難：LEMONS ☐ 換気困難：MOANS ☐ 全体評価：ASA-PS 分類	1 章 1〜6
計画	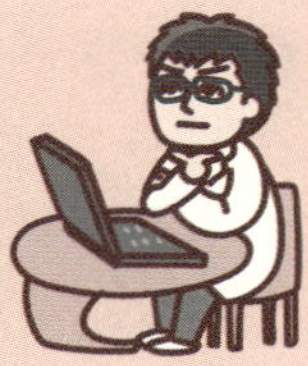 ☐ 目標とする鎮静の深さ、使用薬剤、処置の想定時間 ☐ 代替案 ☐ 合併症発生時の対処法 ☐ 処置後の予定（帰宅するなら、その方法）	1 章 7
準備	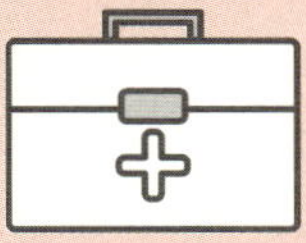 ☐ 酸素化、モニタリング ☐ 気道関係・合併症発生時の対処器具* ☐ 薬剤関係 *小児の場合は、患児のサイズに合った器具を準備	1 章 10
モニタリング	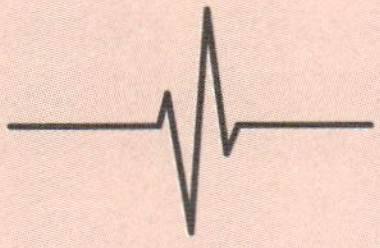 ☐ 導入期（持続的な心電図と SpO_2 モニターに加えて下記）： ・意識 1 分ごと、気道 / 呼吸 2 分ごと、循環器 2 分ごと ☐ 処置中（持続的な心電図と SpO_2 モニターに加えて下記）： ・意識 2 分ごと、気道 / 呼吸 2 分ごと、循環器 5 分ごと	1 章 8
処置後評価	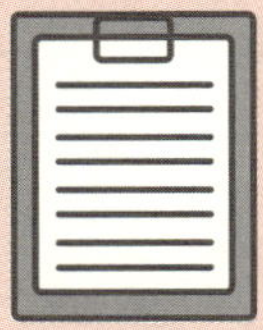 ☐ モニタリング（持続的な心電図と SpO_2 モニターに加えて下記）： ・意識 5 分ごと、気道 / 呼吸 5 分ごと、循環器 5 分ごと ・最低 30 分間（鎮静前の状態に戻るまで継続） ☐ 帰宅前の確認・退院時指導	1 章 12

図1 安全な PSA の実施に必要なステップと内容

同じ果物ではあるけど、全然違う。レモン（LEMONS）や。

あ、そうでした。

事前評価では、いくつか絶対に覚えておかないといけない評価項目と語呂合わせがある（1章3〜5参照）。これも、この際やから復習しよう。LEMONSが気管挿管困難を予測するもので、MOANSがバッグバルブマスクを使った換気を行う際の難しさを評価するものや 表1、2 。この二つで、気道関係をきっちり評価する。そして、忘れてはいけないのが、全身状態を評価するASA-PS分類や。

LEMONSやMOANSで評価した後に、ASA-PS分類で全身の評価をするんでしたよね。

その通り。ASA-PS分類もそれほど難しくない分類や。だからこそ、80年に渡って使われ続けているといえる。American Society of Anesthesiologists（ASA）、つまり米国麻酔科学会が作った身体的状態（Physical Status）の分類のことやったな。1が一番健康で、数字が増えるに従ってリスクが高くなっていく。ちなみに1が全身疾

表1 PSA前の評価に用いるLEMONSの語呂とその説明

LEMON：気管挿管困難の予測	
Look externally	外見的に見て無理そうでないか
Evaluate the 3-3-2 rule	3-3-2ルール：開口3横指、オトガイ-舌骨3横指、口腔底-甲状軟骨2横指のスペースがあるか
Mallampati	マランパチ分類による評価
Obstruction	上気道閉塞の所見がないか
Neck mobility	頸部の可動性に制限はないか
Saturation*	SpO$_2$（酸素飽和度）で異常はないか

1つでも当てはまれば気管挿管困難が予測される。
＊"LEMON"は解剖学的な気管挿管困難予測であるのに対して、Sだけは生理学的な指標である。

表2 換気困難の予測に使われる MOANS の項目と説明

MOANS の項目	解説
Mask seal	バッグバルブマスクのマスクがフィットしない要因 (例：髭、顔面の出血、下顎骨骨折、小顎症)
Obesity	肥満
Age (≧55)	55歳以上の高齢者
No teeth	歯牙欠損
Stiff lungs	換気障害を起こすような肺疾患や状態 (例：喘息、妊娠)

患なし、4がコントロール不良な全身疾患がある場合（1章6参照）で、分類方法と例を見ながら評価すれば、誰にでも評価できる。

LEMONS（レモン）を食べた牛が、酸っぱすぎて MOANS（モー）と唸っている間に、ASA（朝）になると覚えたらいいですね。

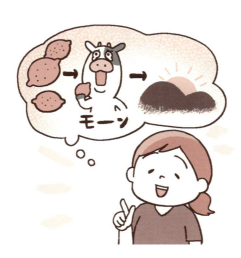

今夜の夢に出てきそう。そしてその評価をした後に、その結果を踏まえて計画作成、準備とうつるわけやな。そしてPSA実施の際は、モニタリングをきっちり行い、終わった後の処置後評価を忘れない。

処置の終了直後がハイリスクという話でしたね。

最後に強調しておきたいのは、"Knowledge is not skill. Knowledge plus ten thousand times is skill."という言葉や。

え、なんですか？

音楽教育で世界的に有名な鈴木鎮一先生の言葉や。鈴木先生が考案したスズキメソッドは、世界中で普及している。海外だとよく引用される言葉や。訳すと、「知識だけでは技術にならず、知識と10,000回の練習を経て初めて身になる」ってことやな。もちろんバイオリンなどの楽器の演奏について言っているんやけど、何事にも当てはまる。つまり医療の世界でも、反復練習が大事。シミュレーションなどのチャンスがあれば練習して、そして実際の患者さんの時でも原則に従っていつも通りすることが大事なんや。

繰り返して練習するのって大事ですよね。

 まとめ

　ここまでで、1章のPSAの基本は終了です。PSAの基本の最後ということで、PSAのステップのまとめを解説しました。これまで何度か出てきたように、PSAの流れは全身麻酔と一緒です。PSA前の評価、計画、準備、実施中と終了後のモニタリングなど、しっかりとステップを踏むことが大事です。次章ではPSAに使用する薬剤を選ぶ際のポイントと、それぞれの特徴を取り上げます。薬学をとっつきにくいと感じる人も多いですが、ここまで一緒に学んできた皆さんであれば、「えっ？」と思うほど

簡単なので心配ご無用です。

Point

- PSAの実施は全身麻酔とコンセプトが一緒で、評価、準備などのそれぞれのステップが極めて大事
- 鎮静前評価では、LEMONS、MOANS、ASA-PS分類を忘れない

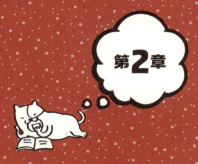

第2章

鎮静・鎮痛で使用する頻出薬剤、これだけは知っておこう

PSAに適している薬剤とは
—ピーク時間（最大効果発現時間）で考える薬剤の特徴

 PSA に適している薬剤とは？

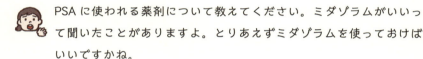
PSA に使われる薬剤について教えてください。ミダゾラムがいいって聞いたことがありますよ。とりあえずミダゾラムを使っておけばいいですかね。

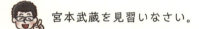
宮本武蔵を見習いなさい。

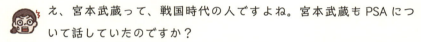
え、宮本武蔵って、戦国時代の人ですよね。宮本武蔵も PSA について話していたのですか？

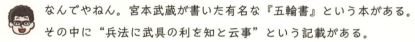
なんでやねん。宮本武蔵が書いた有名な『五輪書』という本がある。その中に"兵法に武具の利を知と云事"という記載がある。

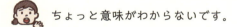
ちょっと意味がわからないです。

要約すると、"勝つことが目的なのだから、一つの武器にとらわれずに、その場に応じた武器を使え"ということや。究極のところ、安全で快適に患者さんが処置を受けられたらいいわけやから、**状況に応じて PSA でも適切な薬剤を使える**のがプロや。

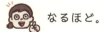
なるほど。

そういうわけで、まず PSA にはどのような鎮静剤や鎮痛剤が適しているかを考える必要がある。PSA に適している薬剤とは、どんな

ものかわかるか？

全然見当がつきません。

薬剤の**作用発現時間**、**最大効果発現時間**、そして**効果持続時間**の3つが短い薬剤や。特に最大効果発現時間、別名ピーク時間は、他の薬理ではあまり習わないコンセプトやからマスターしておく必要がある。

な、なに時間ですか？ ご飯の時間ですか？ 帰っていいですか？

なんでやねん。

薬学関係の講義を聞くと、アレルギーが出るんです。私は薬理アレルギーなのかもしれません。

薬剤アレルギーみたいに言うな。そんなアレルギーないわ。聞き慣れない言葉だとは思うけど、とりあえず、まず落ち着け。

すいません。知らない言葉が連続で出てきて取り乱しました。そのなんとか時間について教えてください。

最大効果発現時間（ピーク時間）とは？

　PSAにおいて大事な時間が3つあります。それは、薬剤の**作用発現時間**、**最大効果発現時間**、そして**効果持続時間**の3つです 図1 。簡潔に表現すると、それぞれの時間は下記のような意味です。

- **作用発現時間**：薬剤の作用が現れるまでの時間
- **最大効果発現時間**（ピーク時間）：薬剤の効果が最大になるまでの時間
- **効果持続時間**：薬剤の作用が持続する時間

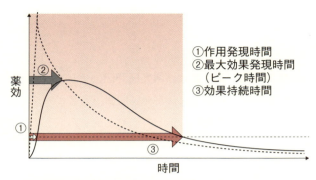

実線は薬効の薬剤静脈投与後の経過を示す。
点線は血中濃度の薬剤静脈投与後の経過を示す。
⇨が効果が発現するまでの時間で、作用発現時間を示す。
➡が効果がピークを迎えるまでの時間で、ピーク時間を示す。
➡が効果がなくなるまでの時間で、効果持続時間を示す。

図1 薬剤の作用発現時間・最大効果発現時間(ピーク時間)・効果持続時間の関係

　この中でも、PSAを実施する上で一番大事で、そして多くの人にとって馴染みがないのが、最大効果発現時間です。シンプルに言うと、最大効果発現時間は、**薬剤が最大の効果を発揮するまでの時間**です。"Time to peak effect"という英語の訳で、短く略してピーク時間とも言われ、最大効果到達時間とも呼ばれます。

　作用発現時間、最大効果発現時間(ピーク時間)、効果持続時間の3つの時間が短い薬剤というのは具体的にはどういうことでしょう？言い換えると、効き始めるのが早く、追加投与による鎮静深度の調整も行いやすく、そして処置が終わった後もすぐに患者さんが覚醒するということです。これは、患者さんに大きなメリットがあります。当然医療者にもありがたいです。そのため、PSAではこの3つの時間が短い鎮静剤や鎮痛剤が使われることが一般的になってきています。

　例えば、ベンゾジアゼピン系の薬剤には多くの種類がありますが、ピーク時間や効果持続時間が長いジアゼパムではなく、ミダゾラムがPSAで使われるのはそういう理由です。ミダゾラムのほうが、最大効果発現時間

や効果持続時間も短いためです。ベンゾジアゼピン系の薬剤については、後ほど詳しく説明します。同様に、PSAの鎮痛に使用するオピオイド系鎮痛剤でも、フェンタニルはピーク時間が2〜4分と短く、作用持続時間も短いので追加投与による鎮痛コントロールが容易です。逆に、モルヒネやペンタゾシンのピーク時間は長く、例えばペンタゾシンのピーク時間は15〜30分とかなり長いので、PSAにおける鎮痛剤としては、ペンタゾシンよりもフェンタニルが用いられるのが一般的になってきています[1]。

おもしろいですね。なんだか薬学にも興味が湧いてきました。で、なんの話でしたっけ？

なんでやねん。PSAに推奨されている薬剤にはどういうものがあって、それはなぜかという話やったやろ。

ああ、そうそう、そうでした。当直続きの勤務で、寝不足がつらくて……。

確かにそれはきつい。

で、どんな薬剤がPSAに適しているかって話ですよね。①作用発現時間、②最大効果発現時間、つまりピーク時間と、③効果持続時間の3つすべてが短いほうが良いのですね。

そういうこと。わかりやすく言えば、**効くのが速く、効果が最大になるのも早く、そしてキレがいい薬**ってわけや。

なるほど。そう言われればわかりやすいです。

施設によっては、PSAに使える薬剤の選択肢があまりないところもあるが、選べるならさっきの3つの時間が短い薬剤を選びたい。（もし本書を読んでくださっているあなたが施設管理者なら、ぜひそのような薬剤が使えるような体制にしてください。お願いします。）

先生、だれとしゃべっているのですか？　こわっ！

Dose stacking による過鎮静の恐怖

ところで、PSAをする時って、鎮静剤の追加投与のタイミングによく悩みます。あまり効いてないなーと思ったら、どんどん追加投与したらいいですかね？

なんでやねん！ 追加投与は、絶対にピーク時間、つまり最大効果発現時間まで待たないといけない！

え？ どうしてピーク時間前に追加投与してはだめなのですか？

ピーク時間前に追加投与をすることを、ドース スタッキング（Dose stacking）という。Stack は "積み重ねる" という意味やな。このことによって薬剤の効果が積み重なって、一回ずつの投与量自体は適切でも、過鎮静のリスクが飛躍的に高まる。**追加投与は絶対にピーク時間まで待つ**というのが鉄則や。

過鎮静は非常にマズイですね。

追加投与は最大効果発現時間（ピーク時間）を待ってから

　PSAのために鎮静剤を投与したものの、しばらくしても患者さんの意識がはっきりしていて、なかなか期待した鎮静深度にならないことがあります。その時は鎮静剤を追加投与したくなりますが、すぐに追加投与してはいけません。必ず**最大効果発現時間（ピーク時間）が来るまでは待ってください**[2]。鎮静剤の量が足らなかったのか、それとも鎮静が効きつつあるからもう少し待つべきなのかは、最大効果発現時間になるまではわかりません。鎮静が効きつつあるのに追加の鎮静剤を投与してしまうことは、過鎮静になる最大のリスクの一つです。鎮静剤を投与した後、ピーク時間

が来るまでは、鎮静剤の効果がピークを迎えつつあると考えて、追加投与を控えるというのが追加投与の基本です。PSA で使用する薬剤のピーク時間は必ず把握しておきましょう。これは PSA 以外の医療現場でも同様です。病棟などでのオピオイド系鎮痛剤の追加投与のタイミングと呼吸抑制の観点からも重要なコンセプトです[3]。

まとめ

　PSA における鎮静剤や鎮痛剤の薬剤選択は、多くの医療者が難しいと感じるところですが、原則を押さえれば簡単です。薬剤の最大効果発現時間（ピーク時間）、つまり薬剤が最大の"効果"を発揮するまでの時間が極めて重要で、その時間がくるまでは追加投与はできません。これは過鎮静を予防するための最重要ポイントの一つです。

Point
- 最大効果発現時間は、薬剤が最大の"効果"を発揮するまでの時間。別名ピーク時間とも言われる
- 最大効果発現時間（ピーク時間）が来るまで、追加の薬剤投与を待つ
- 作用発現時間、最大効果発現時間（ピーク時間）、効果持続時間の 3 つが短い薬剤が PSA には適している

引用・参考文献
1) 公益社団法人日本麻酔科学会 安全委員会. 安全な鎮静のためのプラクティカルガイド. 2021 年 11 月 26 日. https://anesth.or.jp/files/pdf/practical_guide_for_safe_sedation_20220216.pdf（2024 年 12 月閲覧）.
2) Practice Guidelines for Moderate Procedural Sedation and Analgesia 2018: A Report by the American Society of Anesthesiologists Task Force on Moderate Procedural Sedation and Analgesia, the American Association of Oral and Maxillofacial Surgeons, American College of Radiology, American Dental Association, American Society of Dentist Anesthesiologists, and Society of Interventional Radiology. Anesthesiology. 128 (3), 2018, 437-79.
3) Garrett, JS. et al. Timing of Oversedation Events Following Opiate Administration in Hospitalized Patients. J Clin Med Res. 13 (5), 2021, 304-8.

2 薬と毒の違いは？

どうやって投与量を選ぶの？

PSAに使われる薬剤の選び方の基本はなんとなくわかりました。でも、鎮静剤とか鎮痛剤って使い慣れていないので、どれくらい投与したらいいのかわからないのですよね。とりあえず1アンプル投与しておけばいいですかね？

なんでやねん！患者さんがえらいことになってしまうぞ！

すいません！

薬と毒の違いは何かわかるか？

見当もつきません。

実は薬と毒の間に本質的な違いはない。その差を生んでいるのは投与量なんや。どんなに良い薬剤でも、投与しすぎたらそれは毒や。PSAに使われる鎮静剤や鎮痛剤では特にそう。投与量を間違えれば、患者が過鎮静になり、無呼吸や心肺停止に至る。だから、特に注意しないといけない。

こわい！　じゃあどうしたら？

PSAにおける薬剤の投与量は、一般的には理想体重を基準に決定する。

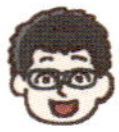

 り、理想の体重……私はもっとやせたいです。

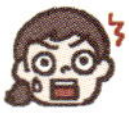

 ガクッ！

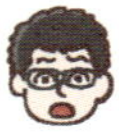

投与量は理想体重に基づいて

例外はありますが、PSAにおける薬剤の投与量は、理想体重を基準に決定します。伊丹先生は勘違いしていますが、個人の美的感覚などに基づいた理想ではなく、身長に基づいて計算します。理想体重は基本的にはBMI=22となる体重（kg）を指すため、図1のような計算式になります。

健康な成人を対象とした場合、薬剤の初回投与量は標準体重に基づいてある程度決まっています。例えば、ケタミンやプロポフォールでは、1mg/kgです。例えばプロポフォールの場合、以下のような投与量となります。

身長170cmでは理想体重は、

1.7（m）× 1.7（m）× 22 = 63.58kg

投与量は

63.58kg × 1mg/kg = 63.58mg

という計算式が成り立ちます。実際問題として、6.358mLを投与することはできないので、大体6mL投与することが多いです。

（身長m)^2 × 22= 理想体重

図1 理想体重の計算方法
基本的にはBMI=22となる体重（kg）を指す。日本人のデータではBMI = 22が最も疾患罹患率が低いため[1]、この数値が使われているが、諸外国では異なる計算方法であるため注意。

表1 理想体重と投与量

身長（cm）	理想体重（kg）	プロポフォール 1mg/kg
140	43.12	43mg ≒ 4mL
150	49.50	49mg ≒ 5mL
160	56.32	56mg ≒ 5～6mL
170	63.58	63mg ≒ 6mL
180	71.28	71mg ≒ 7mL

　理想体重を元にした、PSAにおける成人の一般的なプロポフォールの投与量を示します 表1 。

投与量を計算するコツ

　プロポフォールや静注用のケタミンのバイアルは、通常10mg/1mLで、何mL投与すればいいのかの計算が比較的簡単です。ただ、薬剤によっては計算しにくいものもあります。例えば、ミダゾラムの推奨投与量は0.02～0.03 mg/kgです[2]。理想体重が60kgの患者さんの場合、素直に投与量を計算すると、以下のようになります。

60kg × 0.02mg/kg = 1.2mg
60kg × 0.03mg/kg = 1.8mg

投与量は中途半端な値になってしまいます。シリンジポンプを使うような長い処置でなく、短い処置のPSAの場合は、まず1mgか2mgを投与することが一般的です。また、高齢者やリスクが高い患者さんの場合は、同じ理想体重でも0.5～1mgから開始して、ピーク時間まで様子を見て追加投与が必要か判断します。ちなみに、ミダゾラムのピーク時間は2～3分で、実際の臨床だと意外と長く感じるので注意が必要です。

理想体重を元に計算した投与量を投与してはダメな時とは?

でも患者さんによっては、背は高いけどひょろっとやせている人や、持病のせいで体重が減っている人もいますよね。そういう人にも理想体重を元に鎮静剤や鎮痛剤を投与してもいいのですか?

珍しく良い質問やな。

ありがとうございます。でも珍しくは余計です。

伊丹先生が心配するように、そのような方に対して理想体重を元にした投与量の鎮静剤を投与すると、過鎮静のために呼吸抑制が起こったり、血圧が下がったりすることがある。そのため、やせ型の人、つまり実体重が理想体重より軽い人は、実体重で考えたほうがいい。

なるほど。

それと、リスクが高い患者さんにも理想体重から計算された投与量よりも少量を投与するほうが安全や。ASA-PS 分類や HOP を使って、既往歴や現在の患者さんの状況からリスクを評価するやり方については以前勉強したな(1 章 4、6 参照)。

それらの評価が、こういうところでも生きてくるわけですね。

そういうこと。具体的には、高齢者やリスクが高い患者さんの場合は、理想体重を基準に決定した投与量の半量を投与することが多い。反応を見て、ピーク時間が過ぎた後でも鎮静深度が十分でなければ、その時点で追加投与をすればいい。

実際の投与量

理想体重を元に投与する量を計算するという考え方は重要です。特に肥満の患者さんの場合に、実体重に基づいて投与量を計算してしまうと、薬剤の過量投与になってしまうため、そうならないようにという意味が込められています。筆者が主に診療している米国の病院では、実体重が200kg近い患者さんも珍しくなく、そのような方に実体重で計算した薬剤量（つまりプロポフォールだと200mg、20mL）を投与すると、ほぼ間違いなく過鎮静になります（投与する前に、看護師か薬剤師に止められると思いますが）。

ただ、プロポフォールやミダゾラムなどのPSAに用いられる薬剤の多くは脂溶性で、患者さんが肥満である場合、分布容積（Vd：volume of distribution）も多くなるので、実体重に基づいた投与量でもよいのではと考える医療者もいます[3]。しかし、高度肥満の患者さんは他に基礎疾患があり、気道の管理自体も難しいことが多いので、やはりリスクが高い場合が多いです。

また、高度肥満の場合には、体重から脂肪量を除いた重さである除脂肪体重（Lean Body Weight：LBW）を投与量の計算に用いたほうがよいという研究もあります[4]。ただ、除脂肪体重を計算するのはめんどうで、麻酔科医など以外の多くの医療者にとっては馴染みがないものなので、PSAにおいて除脂肪体重が計算に使われることはあまりありません。

そのため、基本的には理想体重を元に投与量を計算するのが安全なアプローチだと考えています。**一度投与した薬剤は元には戻せません**。迷ったら、基本は少量で投与しましょう。投与量が足りなければ、ピーク時間を待った後、また追加投与すればいいだけなのですから。

どうやって投与するかも大事

 なるほど。身長170cmぐらいだったら60mg、つまり、静注用のケタミン10mg/1mLだったら、約6mLを経静脈的に投与すればい

いわけですね。

その通り。

60mgは、一気に投与してしまっていいのでしょうか？

なんでやねん。添付文書にもあるように、"静脈内に緩徐（1分間以上）"というのが大事や。ケタミンは呼吸抑制を起こしにくい薬剤で、PSAにとってはありがたい薬剤やけど、急速投与すると呼吸抑制を起こしてしまうことがある[5]。用量だけではなく、どれぐらいのスピードで投与するかも重要ということや。

なるほど。

基本的には少量をゆっくり投与するのが安全や。そして、長い処置の場合には、持続投与のほうがボーラス投与よりも安全だということは覚えておきたいな。救急外来や病棟では持続投与用のポンプの用意がなかったり、使い慣れていなかったりなどの理由であまり使われていないけど、可能であれば持続投与でPSAをしたいな。

ふむふむ。勉強になります。

テスト前に一夜漬けでガッと勉強するより、毎日少しでもコツコツ勉強するほうがいいのと同じやな。

ギクッ！

原則は少量をゆっくりと投与

どのような薬剤でも同じですが、急速に投与すると血中濃度が一気に上がり、過鎮静のリスクが高まります。静脈内投与の場合は、1分間以上かけてゆっくり投与しましょう。

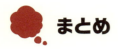 **まとめ**

　この項では、薬剤の投与量の計算方法や、ゆっくり投与することの重要性について解説しました。せっかく適切な鎮静剤や鎮痛剤を選んでも、投与量が間違っては意味がなく、薬は簡単に毒になります。PSAにおいては、投与量は理想体重を用いて、ゆっくり投与してください。

Point

- 薬と毒の違いは"投与量"
- PSAにおける薬剤の投与量は、基本的には理想体重を基準に決定する（やせ型の患者さんなどの例外はあり）
- 高齢者やリスクが高い患者さんの場合、理想体重を基準に決定した投与量の半量からスタートする
- 少量投与、持続投与のほうがボーラス投与よりも安全

引用・参考文献

1) Matsuzawa, Y. et al. Simple estimation of ideal body weight from body mass index with the lowest morbidity. Diabetes Res Clin Pract. 10 Suppl 1, 1990, S159-64.
2) 日本消化器内視鏡学会内視鏡診療における鎮静に関するガイドライン委員会. 内視鏡診療における鎮静に関するガイドライン（第2版）. 日本消化器内視鏡学会雑誌. 62(9), 2020, 1635-81.
3) Pieracci, FM. et al. Critical care of the bariatric patient. Crit Care Med. 34(6), 2006, 1796-804.
4) Ingrande, J. et al. Dose adjustment of anaesthetics in the morbidly obese. Br J Anaesth. 105 Suppl 1, 2010, i16-23.
5) Green, SM. et al. Clinical practice guideline for emergency department ketamine dissociative sedation: 2011 update. Ann Emerg Med. 57(5), 2011, 449-61.

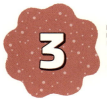

3 痛みをとるか鎮静するか、それが問題だ

鎮静と鎮痛は分けて考える

 PSAに使われる薬剤にはいろいろありすぎて困ります。ミダゾラムは同じベンゾジアゼピン系の鎮静剤であるジアゼパムよりいいってことだったので、とりあえず全症例ミダゾラムでPSAを実施したらいいですかね。

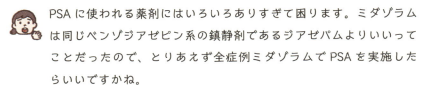 なんでやねん！ PSAに使われる薬剤にとっては、ピーク時間や作用持続時間が短いことが大事だというのは、前々回説明したな。そういう意味ではミダゾラムは大変優れている。

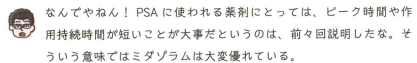 じゃあ、すべての症例をミダゾラムで実施してもいいじゃないですか。

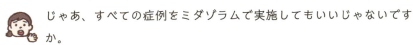 そもそもPSAとは何の略やった？

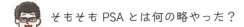 Procedural Sedation and Analgesia、処置時の鎮静・鎮痛でしょ。さすがに覚えていますよ。

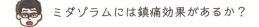 ミダゾラムには鎮痛効果があるか？

 ギクッ！

この鎮痛というのは、大事なんやけど忘れられがちや。その自戒の意味も込めて、もともとProcedural sedationと呼ばれていたものが、

Procedural Sedation and Analgesia と呼ばれるようになった経緯がある。そして、ミダゾラムには鎮痛効果が全くない。

確かにそうですね。

PSAが必要になる処置が、痛みを伴うものであれば、鎮痛効果がある薬剤を追加したり、ケタミンのような鎮静と鎮痛両方の効果がある薬剤を選んだりする必要がある。

なるほど。処置に応じて、使用する薬剤を考えないといけないのですね。

その通り。というわけで、PSAによく使われる薬剤を鎮静、鎮痛の観点で分類してみよう 図1 。

鎮静に優れた薬剤、鎮痛に優れた薬剤、そして両方に対応する薬剤

　PSAにおいて薬剤を選ぶ際に、まずPSAが必要となる処置が痛みを伴うものなのか、それとも鎮静だけが必要なのかを考えることは重要です（1

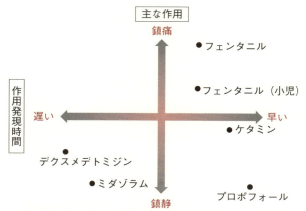

図1 鎮静・鎮痛作用と作用発現時間で比較したPSAによく用いられる薬剤

章7、PSAの鎮静計画)。その上で、鎮静に優れた薬剤、鎮痛に優れた薬剤、それとも両方に対応する薬剤が必要なのかを考えます。

鎮静作用のみがある薬剤

PSAに使用される薬剤のうち、鎮静作用のみがある薬剤の代表がミダゾラムです。それ以外にもプロポフォール、チオペンタールなどの薬剤も鎮静効果が優れています。しかし、これらの薬剤には鎮痛効果はありません。チオペンタールには疼痛閾値の低下作用があり、痛みを伴う処置にはあまり向かず、チオペンタールによるPSAで痛みがある処置を実施した場合、バイタルサインの変動が大きく、また体動が出ることが多いと考えられています。

鎮痛作用がある薬剤

鎮痛作用があるPSAに使用される薬剤の代表薬はフェンタニルです。作用発現時間もピーク時間も短く、PSAに適しています。日本ではペンタゾシンが使われることが多いですが、ペンタゾシンはピーク時間が15〜30分と長く、後述する天井効果によって、痛みのコントロールにも限界があるため、PSAにはやや使用しづらい薬剤です。そのため、欧米ではPSAのために使われることはほとんどありません。

鎮静作用と鎮痛作用がある薬剤

3つ目のグループが鎮静と鎮痛作用の両方を持つ薬剤です。このグループのトップバッターはケタミンです。両方の効果をもつ薬剤の中で、安価でエビデンスが十分蓄積されている薬剤は現時点では実質的にケタミンだけです。そのため、多くのシチュエーションで重宝します。また、小児であれば、フェンタニルで鎮静を得ることも可能です。また、鎮静と鎮痛の両方が必要な処置の場合は、鎮静作用のみがある薬剤、鎮痛作用がある薬剤の両方を一緒に使う方法も一般的です。その代表例が、ミダゾラムとフェンタニルの併用です。詳しくは後ほど触れますが、このような併用は複

数の薬剤の長所を生かせる良い面もある一方で、合併症の発生が増えることもあります。例えば、ミダゾラムとフェンタニルは両方とも呼吸抑制を起こしやすいため、両剤を併用すると、かなりの頻度で呼吸抑制や、それによる低酸素血症などを起こします。

実際の薬剤の選択は？

実際には、どうやって薬剤を選ぶのですか？

実施する処置と薬剤の相性があるから、よく選ばれる薬剤はある程度決まってくる。例えば、世界的に見ても、消化器内視鏡検査ではミダゾラムがPSAに使われることが多い。欧米では、それに加えて鎮痛のためにフェンタニルが併用されることが一般的や[1]。日本の消化器内視鏡の鎮静ガイドラインでも「ERCPにおいて、鎮静薬に加えて鎮痛薬の使用は有用である。その他の内視鏡においては、鎮静薬に加えて鎮痛薬の使用は有用な場合もある」と記載されている[2]。

ふむふむ。

逆に、熱傷の処置は痛みが大きな問題やから、鎮痛作用も鎮静作用も両方あるケタミンが使われることが多い。

熱傷の処置は痛いですもんね。

大きな関節の脱臼整復などは、痛みのコントロールに加えて、筋肉の緊張がある程度とれていないといけないから、ケタミンに加えて、プロポフォールが使われることもある。

そうなんですね。

PSAの施行者が、ある薬剤に慣れているということも、その薬剤を使う大きなメリットになるから、処置のタイプに応じて薬剤選択が

ある程度決まってくることは悪いことではない。

なるほど。

ただ、何かしらの理由で通常は第一選択の薬剤が使用しづらいこともある。例えば、消化器内視鏡のためにPSAを受ける患者さんで、ベンゾジアゼピン系薬剤に対してアレルギーがある場合は、ミダゾラムが使えない。また、アルコール依存症やベンゾジアゼピン系睡眠薬の常用などでベンゾジアゼピン系薬剤が効きにくい時は、別の薬剤を考えないといけないこともある。そういう時に、少量のプロポフォールなどを用いてPSAを実施することは珍しくない。その意味でも、いくつか引き出しを持っておかないといけない。

納得です。

処置とよく用いられる薬剤の組み合わせ

　PSAが必要な処置と、使われる薬剤には**相性**があります。基本的には必要なのが鎮静なのか鎮痛なのか、そして処置に必要な時間の長さで決まります。また、オピオイド系鎮痛剤の鎮咳効果から気管支鏡検査ではオピオイド系鎮痛剤がよく用いられます。逆に、唾液の分泌が増えたり、喉頭の刺激によって喉頭けいれんのリスクが高まったりすることから、ケタミンが消化管内視鏡のPSAに使われることはまれです。そういう意味で、施設や部署によっては、同じ処置の際は90％以上の症例で同じ薬剤が使われることがあり得ます。そのような頻用薬のピーク時間、一般的な投与量、禁忌などを知り、使い方に習熟するのは重要です。

　それに加えて、それらの頻用薬が使えない場合の方法を知っておくことも重要です。1章で紹介したように、リスクが高い場合は、麻酔科医にコンサルトしたり、手術室で処置を実施したりするというのも選択肢でしょう。

誰もいない森で、木が倒れたときに音はするのか？

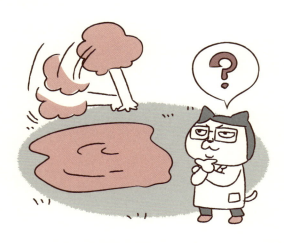

🧑‍🦰 ちょっと嫌味な質問かもしれませんが、意識がなければ、別に多少痛くても良いんじゃないですか？

👨 それは良い質問やな。"誰もいない森で、木が倒れたときに音はするのか？"という哲学上でもよく言われる問いや。実はPSAという状況で、真面目に調べた研究がある。

🧑‍🦰 え？

👨 米国のERにおける臨床研究[3]や。骨折や脱臼の整復という痛みを伴う処置の際に、プロポフォールという鎮静作用のみで全く鎮痛作用がない薬剤を投与するグループと、プロポフォールに加えてalfentanil（アルフェンタニル）という鎮痛薬を投与するグループを作った。両方のグループで、処置前と処置後の血液のサンプルを採取して、血中カテコラミンの総量を調べたり、処置後の痛みの記憶を聞いたりした。

結果は？

驚いたことに、両群に血中カテコラミン量の差はなかった。それに加えて、痛みの記憶に対しても、プロポフォール単剤と鎮痛剤の併用には差がなかった。ただ、小さなパイロット研究（両群 n = 10）なので、断定的なことはまだ言えないけどな。

ということは、鎮痛はあまり重要ではないと？

そういうことではない。この研究では、PSA 開始前にかなりアグレッシブにオピオイド系の薬剤で鎮痛を行い、痛みがほぼ完全にコントロールされた状態で PSA を始めているんや。

日本のプラクティスとはかなり違いますね。

そうやな。痛みが伴う処置では、しっかり鎮痛しないと体動が大きくなるし、バイタルサインもかなり激しく変化するから、やはり痛みが伴う処置の際は鎮痛をしっかり考えたい。

なるほど、納得です。

痛みに対するマネジメント

　米国では、以前から痛みに対するマネジメントが重要視されてきました。オピオイド系の鎮痛剤を救急外来で投与するのは普通ですし、多くの症例で PSA 実施前に痛みがコントロールされています。ただ、オピオイド依存症の蔓延、非合法のオピオイドの過量摂取による死亡などが多いことも社会的な問題になっています。フェンタニルなどのオピオイド系薬剤に対して依存症がある患者さんが救急外来に受診することも多く、そのような患者さんの疼痛コントロールが難しい場合があります。米国の PSA でケタミンやケタミンと多剤との併用がよく研究されているのには、そのような背景も理由の一つとしてあります。

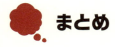
まとめ

　PSAに適している薬剤は何種類もあり、どの薬剤を使うべきか迷うことがあります。PSAを必要とする処置にとって、鎮静と鎮痛のどちらが重要なのかが選択の大事な基準になります。次項以降は、それぞれの薬剤の具体的なメリットやデメリットについて考えていきます。

Point
- 処置において鎮静と鎮痛のどちらが重要なのかを考える
- PSAに使われる薬剤には、鎮静に優れた薬剤（鎮静剤）、鎮痛に優れた薬剤（鎮痛剤）、両方に対応する薬剤（例：ケタミン）などが存在する
- 痛みを伴う処置では、鎮痛を忘れない

引用・参考文献
1) ASGE Standards of Practice Committee; Early, DS. et al. Guidelines for sedation and anesthesia in GI endoscopy. Gastrointest Endosc. 87(2), 2018, 327-37.
2) 日本消化器内視鏡学会内視鏡診療における鎮静に関するガイドライン委員会. 内視鏡診療における鎮静に関するガイドライン（第2版）. 日本消化器内視鏡学会雑誌. 62(9), 2020, 1635-81.
3) Miner, JR. et al. Randomized clinical trial of the effect of supplemental opioids in procedural sedation with propofol on serum catecholamines. Acad Emerg Med. 20(4), 2013, 330-7.

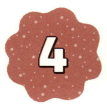

4 ミダゾラム―汎用性が高いPSAの代表的な鎮静剤

PSAでミダゾラムがよく使用されるワケ

多種多様な状況でミダゾラムが使われるので、まずミダゾラムから勉強してみよう。

お願いします。でも、なぜミダゾラムはよくPSAで使われるのでしょう？

作用発現時間、最大効果発現時間（ピーク時間）、効果持続時間の3つが短いということが1つ。PSA以外にも抗けいれん薬や抗不安薬としてよく使用され、医療者が使い慣れているから使いやすいというのが2つ目。薬の特性だけでなく、医療者が使い慣れているということも大事なファクターやからな。3つ目は経粘膜や経口投与など、経静脈的でなくても使えるということ。

なるほど。良い点がいっぱいありますね。

ミダゾラムが優れている点として、プロポフォールに比べて循環動態への影響が小さいということもある。つまり、血圧が下がりにくい。急性閉塞性胆管炎で敗血症の患者さんに経皮的胆管ドレナージを行うときなどは、プロポフォールを使うとかなりの確率で血圧が下がる。吐血の患者さんに上部消化管内視鏡を行うような時も同様や。そのような時は、ミダゾラムのほうが血圧は下がりにくい。ただ、これはあくまで比較的にという話やから、ミダゾラムでも血圧

は下がることがあるし、特にフェンタニルなどのオピオイド系鎮痛剤と併用する時には注意や。

なるほど。

ミダゾラムの特徴

ミダゾラムはベンゾジアゼピン系の鎮静剤で、ジアゼパムやロラゼパムなどと比べると**作用発現時間、最大効果発現時間（ピーク時間）、効果持続時間**の3つが短いことが特徴の一つです表1。そのため、他のベンゾジアゼピン系の薬剤よりも PSA によく使用されます[1]。また、経粘膜や経口投与も可能なので、小児で浅い鎮静を行う際には重宝します。PSA で実施されることは珍しいですが、筋肉内の投与も可能で、北米では薬物などによる急性せん妄などの患者さんによく使用されます。

また、健忘や抗不安作用にも優れています。抗不安作用を期待して、不

表1 ミダゾラムの投与方法と薬理学的特徴（文献2、3を参考に筆者作成）

	静注	経粘膜投与 （鼻腔・口腔・直腸）
用法・用量	成人：0.5〜1mg（0.02〜0.04mg/kg） 2〜3分ごと 小児：0.05〜0.1mg/kg 2〜3分ごと	0.25mg/kg〜 （総量10mgまで）
作用発現時間	1〜2分	15分後以降
最大効果発現時間 （ピーク時間）	2〜3分後	30分後以降
効果持続時間	30分間	約60分

投与量の注意：他の鎮静剤との併用、高齢者、腎機能障害を有する患者では、投与量を半量に調整
治療上の有益性が危険性を上回ると判断される場合にのみ投与

安が強い患者さんにケタミンなどの別薬剤でPSAを行う際にも、前投薬として用いられることもあります。

 ## ミダゾラムも無敵ではない

 ミダゾラムはいろいろと優れている薬剤みたいですね。

 確かにPSAに用いる薬剤としては良い点が多いが、無敵ではない。

 と言うと？

 ほとんどすべてのPSAの薬剤に言えることではあるけど、呼吸抑制や血圧低下が発生することは珍しくない。

ミダゾラムの欠点

ミダゾラムの欠点としては、**表2**が挙げられます。

脱抑制自体は珍しく、発生は1％以下と考えられていますが、起こる患

表2 ミダゾラムの欠点

〈呼吸抑制の発生〉
・ただし、下顎挙上やバッグバルブマスクなどの対処でほとんどの場合は改善する

〈血圧低下〉
・高齢者、循環血漿量減少患者、敗血症などの患者で特にリスク

〈鎮痛効果がない〉
・痛みを伴う処置を行う場合は、鎮痛剤の併用が基本的には必要

〈反復投与による半減期の延長〉
・ミダゾラムは静脈投与の場合、30分の効果持続時間で使いやすいが、反復投与によって脂肪組織に蓄積し、半減期が延長する。長い処置の後には鎮静が遷延する場合あり

〈脱抑制〉
・鎮静剤の投与によって逆説的に不穏になることがある。別の鎮静剤の使用か投与中止で基本的には改善

者とそうでない患者を予想するのは、なかなか難しいです[4]。基本的には別の薬剤にスイッチすることが望ましいですが、ベンゾジアゼピン系の拮抗薬であるフルマゼニルでも改善します[5]。ただし、フルマゼニルにはベンゾジアゼピン系薬剤を日常的に使用している患者では、けいれんを誘発するリスクがあります。

ミダゾラムを他剤と併用するときの注意

ミダゾラムは鎮痛効果がないから、痛みが伴う処置では単剤として使うのは適切ではない。

なるほど。では、痛みが伴う処置ではオピオイド系の鎮痛剤と併用しないといけないわけですね。

そうや。ただ、先ほど言ったように、オピオイド系と併用すると、合併症が発生しやすくなるから注意や。

具体的にはどういうことでしょうか？

ミダゾラムもオピオイド系鎮痛剤も両方、呼吸抑制と低血圧を起こす。なので、併用すると両方の作用の相乗効果で、呼吸抑制や低血圧が発生しやすくなる。

気をつけないといけないですね。

その通り。

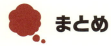 まとめ

　ミダゾラムは作用発現時間、最大効果発現時間（ピーク時間）、効果持続時間の3つが短く、PSAにとって使いやすい鎮静剤です。しかし、ハイリスクの患者さんでは呼吸抑制の発生や血圧低下が発生するなどの欠点

もあり、無敵ではありません。モニタリングと合併症対策の準備は必須です。

💡 Point

- ミダゾラムは PSA に使用しやすい鎮静剤である
- ハイリスクの患者では呼吸抑制の発生や血圧低下が発生しやすくなり、特にオピオイド系の鎮痛剤と併用する際は注意する
- 脱抑制という逆説的な興奮が起こることがあるが、発生は 1% 以下で比較的珍しい

引用・参考文献
1) ASGE Standards of Practice Committee; Early, DS. et al. Guidelines for sedation and anesthesia in GI endoscopy. Gastrointest Endosc. 87(2), 2018, 327-37.
2) Miller's Anesthesia.10th Edition. Intravenous Anesthetics. 2024, 512-54.
3) Rosen's Emergency Medicine: Concepts and Clinical Practice.10th Edition. Procedural Sedation and Analgesia. 2022, 80-2.
4) Mancuso, CE. et al. Paradoxical reactions to benzodiazepines: literature review and treatment options. Pharmacotherapy. 24(9), 2004, 1177-85.
5) Weinbroum, AA. et al. The midazolam-induced paradox phenomenon is reversible by flumazenil. Epidemiology, patient characteristics and review of the literature. Eur J Anaesthesiol. 18(12), 2001, 789-97.

5 レミマゾラム―ベンゾジアゼピンのライジングスター

切れ味バツグンのレミマゾラム

最近PSA関係の抄読会で、よくレミマゾラムの名前を聞くのですが、どんな薬ですか？

ミダゾラムやジアゼパムと同じような、ベンゾジアゼピン系の新しい薬剤や。

確かに名前が似ていますね。

ミダゾラムよりも体内での分解が早く、超短時間作用が特徴や。

すばらしい。

この新しい薬は、フェンタニルやプロポフォールのように切れ味バツグン、つまり超短時間作用型薬剤なので、理論上は追加投与による鎮静深度の調整も簡単や。そして、プロポフォールに比べて血圧低下や呼吸抑制も起こしにくい。プロポフォールとミダゾラムのいいとこどりをしたような薬剤で、理論上はPSAに極めて適している。

レミマゾラムの特徴

レミマゾラムも、ミダゾラムと同様にベンゾジアゼピン系の鎮静剤ですが、ミダゾラムと比べて、**効果持続時間**が短いことが特徴の一つです**表1**。つまり切れがいい。ミダゾラムとレミマゾラムは分子構造が似ていますが、ミダゾラムの主要代謝物に鎮静作用があるのに対して、レミマゾラムの主要代謝物には無視できる程度の鎮静作用しかありません[1]。そこが、切れ味のよさにつながっています。また、他のベンゾジアゼピン系と同様に、フルマゼニル（商品名アネキセート®）で拮抗することも可能です。

むやみに新しい薬剤に飛びつくのは危険

レミマゾラム、すごいですね！ これからの PSA は全例レミマゾラムでいけるんじゃないですか？

まあ落ち着け。理論上優れている薬剤でも、その後に大きな欠陥が見つかったりすることはある。レミマゾラムと別の薬剤を比較した研究結果が毎月のように発表されて出ているから、注意して追って

表1 レミマゾラムの投与方法と薬理学的特徴

	レミマゾラム静注[2]	ミダゾラム静注
用法・用量	成人：5mgを1分かけて投与 2分ごと ASA-PS分類3〜4：2.5〜5mgを1分かけて投与 小児：十分なデータなし	成人：0.5〜1mg（0.02〜0.04mg/kg） 2〜3分ごと 小児：0.05〜0.1mg/kg 2〜3分ごと
作用発現時間	1〜2分	1〜2分
最大効果発現時間 （ピーク時間）	3〜3.5分後	2〜3分後
効果持続時間	11〜14分間	30分間

いく必要はあるけど、十分なエビデンスが蓄積されるまでは、むやみに飛びついてはいけない。そして、今のところは思ったほどの差が出ていない。

そうなんですね。

新薬ということで、値段が高いことも重大なポイントや。

と言うと？

レミマゾラムの薬価は、50mg1瓶 2,218円 [3]。ミダゾラムの後発品であるミダゾラム注10mg「サンド」が10mg2mL1管で92円 [4] と安価であるのに比べると、かなり高額や。

ガビーン！

レミマゾラムのエビデンスと苦手な分野

　レミマゾラムに関しては、多くの比較試験が発表されており、楽しみな薬剤です。ただし、現時点（2024年9月現在）ではエビデンスはまだ十分にそろっておらず、PSAにおける役割は確立されていません。レミマゾラムと他の鎮静剤を比較した臨床研究が多数実施されていますが、ミダゾラムに比べて回復がやや早いという期待されていた効果は示されているものの、合併症の発生などは差がないという研究もあります[5]。また、ベンゾジアゼピン系薬剤ですので、苦手な分野はミダゾラムと同じです。例えば、鎮痛作用がないことや、アルコール依存症患者に効きにくい点は同様です。

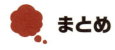
まとめ

　レミマゾラムは作用発現時間、最大効果発現時間（ピーク時間）、効果持続時間の３つがミダゾラムよりもさらに短く、理論上はベンゾジアゼピン系薬の中で、PSAにとって最も適している鎮静剤です。ただ、新薬であり、エビデンスがまだ十分にそろっていないことと、昔からある他の鎮静剤よりも値段が高いことには留意が必要です。

💡 Point

- レミマゾラムはミダゾラムよりも<u>効果持続時間</u>が短い、つまり切れがいい
- 新薬であり、エビデンスは不足している
- ベンゾジアゼピン系薬剤なので、鎮静作用のみで鎮痛作用がない、アルコール依存症患者には効きにくいなどの特徴は同じ

引用・参考文献
1) Sneyd, JR. Developments in procedural sedation for adults. BJA Educ. 22(7), 2022, 258-64.
2) UpToDate：Drug information-Remimazolam（2024年11月閲覧）.
3) https://medical.nikkeibp.co.jp/inc/all/drugdic/prd/11/1119403F1024.html（2024年11月閲覧）.
4) 処方薬事典：アネレム静注用50mg. https://medical.nikkeibp.co.jp/inc/all/drugdic/compare/c235417950b48a272bcda8781d67aad9.html（2024年12月閲覧）.
5) Borkett, KM. et al. A Phase IIa, randomized, double-blind study of remimazolam (CNS 7056) versus midazolam for sedation in upper gastrointestinal endoscopy. Anesth Analg. 120(4), 2015, 771-80.

プロポフォール―切れ味抜群だがリスクも高い

切れ味抜群だが、呼吸抑制や血圧低下の高リスク

 プロポフォールについて教えてください。

 プロポフォールは**作用発現時間**、**最大効果発現時間**、**効果持続時間**の3つが短く、切れ味抜群の鎮静剤や。そこで、全身麻酔や人工呼吸管理中の鎮静だけでなく、PSAでも頻用される。追加投与による鎮静深度の調整が行いやすいし、処置終了後の回復も早い。

 なるほど。

 ただ、良いところばかりではない。

 と言うと？

 プロポフォールは、過鎮静になりやすく、呼吸抑制や血圧低下を起こしやすい。そこで、諸外国ではプロポフォールの使用に関しては特別なルールを設けて、プロポフォールのPSAに関するガイドライン[1]もある。

 なるほど。すばらしい薬剤だけど、特に注意が必要というわけですね。

その通り。どのような薬剤でも、使用量を誤ったり、ハイリスクの患者さんに投与したりすれば致命的な合併症は起こり得るから、**ある薬剤、例えばミダゾラムやケタミンを使っている限り安心というのは大間違い**や。ただ、プロポフォールに関してはリスクが特に高いから、十分な訓練を受けていない医療者が投与するのは危ない。

プロポフォールの特徴

プロポフォールは脂溶性の鎮静剤で、脂肪乳剤の懸濁液として供給されています[2]（プロポフォールの溶液が白い理由です）。脂溶性が高いため、血液脳関門を速やかに通過し、圧倒的に早い作用発現時間と最大効果発現時間を有します 表1 。それは PSA における鎮静剤としても理想的です。しかし、プロポフォールにも欠点があります 表2 。それが合併症の起こりやすさです。特に、呼吸抑制や血圧低下はかなりの頻度で遭遇します。

プロポフォールは強力な鎮静剤ですが、鎮痛効果はありません。そのため、痛みを伴う処置にプロポフォールを使用する際は、処置前に痛みを効果的にコントロールするか、PSA を実施する際に鎮痛剤を併用する必要があります。

プロポフォール VS ミダゾラム

プロポフォールとミダゾラムはどのように使い分ければいいのでしょうか？

良い質問やな。両者は効果的な鎮静剤だし、また鎮痛作用がない点も似ている。でも、けっこう異なる点も多い。

どういう点が特に違うのでしょう？

やはり効きはじめの速さとキレの良さは、圧倒的にプロポフォールが良い。

表1 PSA におけるプロポフォールの投与方法と薬理学的特徴

（文献 3 を参考に筆者作成）

	プロポフォール静注 （ボーラス投与）	プロポフォール静注 （持続投与）
用法・用量※	成人 初回投与：0.5〜1.5mg/kg※ 追加投与：0.2〜0.5mg/kg 1〜3 分ごと 小児*： 初回投与：1〜2mg/kg 追加投与：0.5〜1.5mg/kg 1〜3 分ごと	25〜75μg/kg/分
作用発現時間	10〜20 秒	―
最大効果発現時間 （ピーク時間）	30〜60 秒後	―
効果持続時間	5 分間	―

※高齢者や鎮痛剤との併用時などには、通常の半量またはそれ以下を使用。また、超高齢者に対しては、100 − 年齢 ＝ 投与量（mg）（例：85 歳であれば 100 − 85 ＝ 15mg）とする投与法も提唱されている[1]が、これを裏付けるエビデンスは不十分。

＊6 カ月未満は禁忌。

禁忌：6 カ月未満の小児、本薬またはその成分に対して過敏症の既往がある患者。

表2 プロポフォールの利点と欠点

プロポフォールの利点	圧倒的に早い作用発現時間と最大効果発現時間
プロポフォールの欠点	・循環抑制、特に血圧低下の発生（心機能が悪い場合は避ける。また出血や脱水などで循環血漿量が少ないときは、まず補正してから行う） ・呼吸抑制（頻度が多い。特に、オピオイド系鎮痛剤と併用すると呼吸抑制のリスクが高まるので、基本的には避ける。痛みを処置開始前にコントロールしておくか、ケタミンの併用が有用） ・静脈注射時の血管痛（プロポフォール投与 1 分前のリドカイン 10〜40mg 静脈注射、直前まで 4℃程度にプロポフォールを冷却、太い血管を使用などの方法で一定の効果があるが、単独で完全に血管痛を取る方法は確立されていない）

ふむふむ。

 逆に循環抑制も呼吸抑制もミダゾラムより強いから、もともと状態が悪い患者さんには、プロポフォールは使いにくい。

 なるほど。

プロポフォールとミダゾラムの使い分け

　プロポフォールとミダゾラムは似ていますが、違いもあります表3。どちらの薬剤も鎮静効果に優れ、PSA に適しています。鎮痛効果がないという点も似ています。両方の薬剤とも作用発現時間、最大効果発現時間（ピーク時間）、効果持続時間は短いですが、プロポフォールはミダゾラムよりもさらにそれらの時間が短いというのが大きな違いです。特にプロポフォールは効果持続時間が短いため、回復するまでに時間がかからず、処置後に帰宅するような外来の消化器内視鏡などで好まれる理由になっています[4, 5]。

表3 プロポフォールとミダゾラムの比較

	プロポフォール	ミダゾラム
作用発現時間 （静脈注射時）	10〜20 秒	1〜2 分
最大効果発現時間（ピーク時間） （静脈注射時）	30〜60 秒後	2〜3 分後
効果持続時間 （静脈注射時）	5 分間	30 分間
循環抑制（特に血圧低下）	強い	中等度
呼吸抑制	強い	中等度
鎮痛効果	なし	なし
その他	血管痛	経粘膜投与や経口投与可能

逆に、プロポフォールは循環抑制や呼吸抑制作用が強いため、状態が不安定で高リスクの患者さんにおけるPSAには適していません。そのためASA-PSが3以上やショックの患者さんのPSAには禁忌です[1]。特に、オピオイド系の鎮痛剤と併用すると、相乗効果で高率にそれらの合併症が発生します。そこで考え出されたのが、全く別の効果（鎮痛作用、血圧上昇）を持つケタミンと併用するケトフォール（Ketofol：Ketamine + Propofol）ですが、これについては後述します。

プロポフォールでは大豆アレルギーや卵アレルギーは禁忌？

　大豆アレルギーや卵アレルギーの患者さんには、プロポフォールは使えないって聞いたことがあるのですが、どうなのですか？

　よく勉強しているな。でもその情報はもう古いぞ。

　え？

　最新の研究では、大豆アレルギーや卵アレルギーの患者さんでも、プロポフォールは安全に使えると考えられている。

大豆アレルギー・卵アレルギーとプロポフォールアレルギーは基本的に関係ない

　プロポフォールには、卵由来のレシチン（脂質）やダイズ油が使用されています。そのため、プロポフォールでは大豆アレルギーや卵アレルギーのある患者さんには禁忌であると長い間考えられてきました。しかし、最近の研究では卵や大豆アレルギーの多くは油成分ではなく含まれるタンパク質へのアレルギーであることがわかってきており、大豆アレルギーや卵アレルギーは禁忌ではないと考えられてきています。

大豆や卵にアレルギー歴のある患者に対して、プロポフォールが（偶然）使用された症例を調べた興味深い観察研究があります。卵アレルギーを有する 28 人の患者に対し、合計 43 回のプロポフォール投与が行われました。その結果、プロポフォールに対してアナフィラキシーを生じたケースはありませんでした。ただし、その研究の中では、卵アナフィラキシーの既往と複数の IgE 媒介型食物アレルギー（牛乳、ナッツ、ごま）を持つ 7 歳の男児 1 例（全体の約 2％）で、プロポフォール投与後 15 分に非アナフィラキシー型の即時型アレルギー反応が確認されています。一方で、プロポフォールにアレルギーがある患者の中で、どの程度卵や大豆にアレルギーがあるのかを調べた研究も報告されています。この研究は 4 人という小規模なものでしたが、対象となった 4 人の中に卵や大豆に対するアレルギーを持つ患者は一人もいませんでした。これらの結果から、**大豆アレルギーや卵アレルギーは禁忌ではない**とあえて記載するガイドラインもあります[1]。

　実際のところ、日本の添付文書には「本剤またはその成分に対して過敏症の既往がある患者」には禁忌と記載されているだけで、大豆アレルギーや卵アレルギーがあればダメだと書かれているわけではありません（海外の添付文書[6]には、いまだにそのような記載もありますが）。上記の研究などの結果をもとに、筆者個人は、患者さんに大豆アレルギーや卵アレルギーがある場合でも、他に代替薬がなければ、患者さんに説明して同意を得た上で、プロポフォールを使っています。

プロポフォール注入症候群

　致死的なプロポフォールの合併症に、プロポフォール注入症候群（Propofol Infusion Syndrome：PRIS）というまれな病態があります。大量に長時間使用した際に発生し、PSA などの短期間で少量使用する際には普通は発生しません。しかし、新生児（基本的には禁忌）の全身麻酔のためにプロポフォールを少量使用した症例において、プロポフォール注入症候群が発生したという症例報告があります[7]。また、ミトコンドリア病の患者さんで、比較的少量の持続投与でも発生した事例も報告されています[8]。国内の集中治療室で小児にプロポフォール注入症候群が発生し死亡した事例もあり、小児にプロポフォールと聞くと心配される保護者もいるため、プロポフォールを小児の PSA に使用する際には、プロポフォールの特徴や合併症について特に丁寧な説明が必要です。

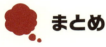

まとめ

　プロポフォールの特徴について解説しました。プロポフォールは、作用発現時間、最大効果発現時間、効果持続時間のいずれも非常に短く、PSA に適した鎮静剤です。しかし、循環抑制や呼吸抑制のリスクが高いため、特に慎重な管理が求められる薬剤でもあるので、注意が必要です。

Point

- プロポフォールは作用発現時間、最大効果発現時間、効果持続時間の３つが短く、PSA に適した鎮静剤であるが、循環抑制や呼吸抑制も発生しやすい

- プロポフォールには鎮痛作用がない

- プロポフォールでは、大豆アレルギーや卵アレルギー自体は禁忌ではない

- 少量しかプロポフォールを投与しない PSA においては、プロポフォール注入症候群は通常は発生しないが、丁寧な説明が必要

引用・参考文献

1) Miller, KA. et al. Clinical Practice Guideline for Emergency Department Procedural Sedation With Propofol: 2018 Update. Ann Emerg Med. 73(5), 2019, 470-80.
2) 小板橋俊哉. プロポフォール麻酔の基本. 日本臨床麻酔学会誌. 36(4), 2016, 441-7.
3) Miller's Anesthesia. 10th Edition. Intravenous Anesthetics, 2024, 512-54.
4) Kim, DB. et al. Propofol compared with bolus and titrated midazolam for sedation in outpatient colonoscopy: a prospective randomized double-blind study. Gastrointest Endosc. 93(1), 2021, 201-8.
5) Dossa, F. et al. Propofol versus midazolam with or without short-acting opioids for sedation in colonoscopy: a systematic review and meta-analysis of safety, satisfaction, and efficiency outcomes. Gastrointest Endosc. 91(5), 2020, 1015-26.
6) https://dailymed.nlm.nih.gov/dailymed/drugInfo.cfm?setid=ee0c3437-614d-4631-a061-257f5f60c70b（2024 年 12 月閲覧）.
7) Michel-Macías C. et al. Single dose of propofol causing propofol infusion syndrome in a newborn. Oxf Med Case Reports. 2018, 2018(6):omy023.
8) Hemphill, S. et al. Propofol infusion syndrome: a structured literature review and analysis of published case reports. Br J Anaesth. 122(4), 2019, 448-59.

古い薬剤のバルビツール系鎮静剤

欧米のPSAガイドラインでは推奨されないバルビツール系鎮静剤

先輩がラボナール® という薬をPSAで使っているのを見たことがあるんですが、PSAのための鎮静剤としてはどうですか？

ラボナール® は一般名をチオペンタールといって、バルビツール系の鎮静剤や。以前は世界中でPSAに使われていたけど、欧米におけるPSAにはほとんど使われなくなっている。チオペンタールは米国やカナダでは販売がそもそも中止になっている。

それはなぜですか？

1番の理由は、PSAや全身麻酔に使える他の優れた鎮静剤が開発されたこと。これまで勉強したミダゾラムやプロポフォールなどはその代表例や。

なるほど。

他の薬剤に比べた場合に目立つ、バルビツール系鎮静剤の欠点というのも問題になる。

と言うと？

呼吸抑制が頻回に起きること。そして、持続投与や反復投与をすると、すぐに覚醒しないという問題や。これは、CSHT（context sensitive half-time、状況感受性半減期）という概念で説明される。ざっくり言うと、反復投与した後は、単回投与の時より顕著に半減期が延びることや。

なるほど。

それ以外にもいくつか理由がある。例えば米国では、死刑執行にチオペンタールが一般的に使われたり、多量服薬による死亡例の増加などもあったりして、バルビツール系鎮静剤に対する拒否感も広がった。かの有名なマリリン・モンローも、バルビツール系鎮静剤の多量服薬で亡くなったと言われている[1]。

そうなのですね。

と言っても、歴史が長くて安価な薬なので、日本を含めたアジアの国ではまだまだ頻繁に使われている。

PSAではバルビツール系鎮静剤を推奨しない理由

　バルビツール系鎮静剤は、GABA受容体の1つであるGABA$_A$受容体と結合し、GABAの抑制機能を増強することで鎮静効果を発揮します。鎮静剤の中でも特に歴史が長く古い薬剤で、第二次世界大戦前の静脈麻酔薬といえばバルビツール系鎮静剤でした。欧米では、ミダゾラムやプロポフォールなどの、PSAにより適した薬剤にほぼ取って代わられましたが、アジアの国ではまだ頻繁に使用されています。日本では、チオペンタール（ラボナール®）、チアミラール（イソゾール®）などの名前で、バルビツール系薬剤はよく知られており、PSAにおいても広く使用されています。これらの薬剤は、プロポフォールに匹敵する迅速な鎮静導入と覚醒を特長

としていますが、後述するいくつかの課題があるため、PSA での使用は基本的には推奨されません 表1 。

チオペンタールを含むバルビツール酸を PSA で使用する場合、最大の問題が CSHT（context sensitive half-time、状況感受性半減期）です。単回で投与した場合、チオペンタールの作用持続時間は約 20 分と短く、他の薬剤と比べても遜色ありません 表2 。しかし、複数回投与したり、持続投与したりした場合、半減期が大幅に延長し 図1 、著明な覚醒遅延を起こします。

表1 バルビツール系鎮静剤の利点と欠点

利点	・作用発現時間、最大効果発現時間、単回投与時の効果持続時間が短い ・昔から使われている薬剤のため、小児や妊婦を含めたエビデンスが豊富 ・医療者が使い慣れている
欠点	・それなりに強い呼吸抑制と循環抑制（ミダゾラム＜バルビツール系鎮静剤 ≤ プロポフォール） ・血管外漏出による皮下組織の炎症や壊死のリスク（強アルカリ性であるため） ・副交感神経刺激・交感神経抑制機能があるため、気管支喘息発作を誘発する可能性あり。重症気管支喘息の患者には禁忌[2]。 ・鎮痛効果がなく、また疼痛閾値の低下作用があるため、痛みを伴う処置にはあまり向かない ・**追加投与による著明な覚醒遅延**

表2 チオペンタールの投与方法と特徴（文献 3 を参考に作成）

	チオペンタール静注	チオペンタール注腸
用法・用量[※]	2〜4mg/kg[※]	（小児）20〜40mg/kg
作用発現時間	10〜30 秒	8〜10 分
最大効果発現時間（ピーク時間）	30 秒	15〜30 分（ばらつきあり）
効果持続時間	約 20 分間	約 1 時間

※高齢者や ASA-PS 分類で 3 以上の患者、鎮痛剤との併用時などには、通常の半量またはそれ以下を使用。

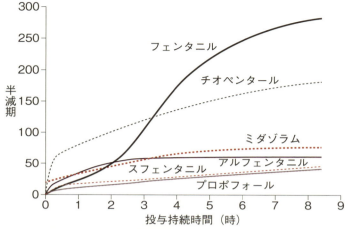

図1 投与持続時間と半減期の関係を示したグラフ（文献3を参考に作成）

鎮静剤の半減期は一定ではなく、持続投与が長くなると半減期も延長する。しかし、バルビツール系薬剤であるチオペンタールは他の薬剤に比べて、持続投与が長くない初期の段階で著明な半減期の延長を認める。

バルビツール系鎮静剤は PSA に使っちゃいけないの？

では、バルビツール系鎮静剤は PSA に使ってはいけないのでしょうか？

使い慣れているということ自体も薬剤選択の際の大事な要素にはなるから、絶対だめというわけではない。ただ、病院内に他にも PSA に適した鎮静剤があって使用可能であれば、バルビツール系鎮静剤である必要はほとんどない。

なるほど。

処置時間が極めて短い処置、例えば不整脈に対するカルディオバージョンなんかでは、バルビツール系鎮静剤は悪いチョイスではない

と思う。

 鎮静剤を何度も追加投与することは珍しいからですか？

 その通り。

バルビツール系鎮静剤の使いどころ

　バルビツール系鎮静剤には大きな欠点があり、北米ではチオペンタールはそもそも販売されていません。しかし、古い薬剤であるためエビデンスが蓄積されており、日本では使い慣れている医療者が多いです。そして、それ自体は薬剤の強みでもあります。筆者らのグループが行った救急外来のPSAを調べた研究でも、チオペンタールは比較的よく使用されていました[4]。チオペンタールが高齢患者に使用された際の関連有害事象の発生率や特徴について調べたサブ解析[5]では、PSAにチオペンタールが使われた時の主な適応はカルディオバージョンが圧倒的に多く（96.1%）、低酸素血症が高齢群で非高齢群と比較して有意に多く発生していました（10.3%対2.2%）。チオペンタールの複数回投与が必要だった症例は少なく、覚醒遅延の有害事象発生はありませんでした。**極めて短い処置のためのPSA**であれば、使い慣れている医療者がいれば、チオペンタールなどのバルビツール系鎮静剤は選択肢になるでしょう。

まとめ

　鎮静剤の中でも特に歴史が長く古い薬剤で、第二次世界大戦前から使われているバルビツール系鎮静剤ですが、他の良い鎮静剤に取って代わられつつあります。特に、複数回投与の場合に半減期が著明に延び、覚醒遅延を起こすことが問題です。どうしても使用せざるを得ない場合は、そのような欠点や禁忌（重症気管支喘息）を忘れないようにしてください。

Point

- バルビツール系鎮静剤は古い薬剤で、エビデンスが蓄積されており、小児や妊婦にも使用可能である
- 複数回投与の場合に半減期が著明に延び、覚醒遅延を起こす（context sensitive half-time）
- 血管外漏出による皮下組織の炎症や壊死のリスクがある
- 重症気管支喘息の患者には禁忌

引用・参考文献

1) López-Muñoz, F. et al. The history of barbiturates a century after their clinical introduction. Neuropsychiatr Dis Treat. 1 (4), 2005, 329-43.
2) ラボナール注射用 0.3g／ラボナール注射用 0.5g. https://www.info.pmda.go.jp/go/pack/1115400X1027_2_03/?view=frame&style=XML&lang=ja（2024 年 12 月閲覧）.
3) Hughes, MA. et al. Context-sensitive half-time in multicompartment pharmacokinetic models for intravenous anesthetic drugs. Anesthesiology. 76 (3), 1992, 334-41.
4) Norii, T. et al. Japanese Procedural Sedation and Analgesia Registry investigators. Procedural sedation and analgesia in the emergency department in Japan: interim analysis of multicenter prospective observational study. J Anesth. 33 (2), 2019, 238-49.
5) Hayashi, M. et al. Incidence of adverse events for procedural sedation and analgesia for cardioversion using thiopental in elderly patients: a multicenter prospective observational study. Acute Med Surg. 10 (1), 2023, e812.

使いづらいが、特殊な環境で力を発揮するデクスメデトミジン

他剤と大きく異なるデクスメデトミジン

👧 プレセデックス®ってなんかカッコイイ名前ですよね。PSAにも使えるって聞いたんですけど？

👨 プレセデックス®は一般名をデクスメデトミジンという。一般名の"デクス"という部分と、メインの用途である鎮静（セデーション）を掛けているのかもしれないけど、確かに言いやすい名前やな。

👧 一般名のデクスメデトミジンって言いにくいし、変わった名前ですよね。

👨 作用機序も他の薬剤と大きく異なっている。これまで扱った鎮静剤がGABA受容体に作用するのに対して、デクスメデトミジンは中枢性α_2アドレナリン受容体に作用することで、ノルエピネフリンの放出を抑制する。

👧 ほうほう。

👨 呼吸抑制も他の鎮静剤と比べて発生しにくく、また依存性もないということで、かなり期待されている薬剤なんやけど、PSAを実施する上では少し使いづらい。

👧 と言うと？

効き始めるまでに少し時間がかかるのと、シリンジポンプが必要なのが1番のネックや。

急いでいる場面では、確かに使いづらいですね。

ただ、予定された処置で、比較的長時間の場合には有効や。まだ他の薬剤に比べると新しい鎮静剤で、エビデンスがそろってきているところやけど、MRIや大腸内視鏡などでの報告もある。

デクスメデトミジンの特徴

　デクスメデトミジンは、全く違う作用機序であることと、PSA（添付文書中では「成人の局所麻酔下における非挿管での手術及び処置時の鎮静」）に適応をとって市場に出たということで、期待されている鎮静剤です。投与方法は他の鎮静剤と違い、時間がかかります表1。そのため、短い処置や緊急の処置でのPSAには使いづらいのが大きな欠点です表2。小児におけるMRI[1]、消化管内視鏡[2]、心臓カテーテル処置[3]などのためのPSA

表1　デクスメデトミジンの投与方法

	デクスメデトミジン静注
導入時（ローディング）	6μg/kg/時（10分間）※
維持量	0.2〜0.7 μg/kg/時

※導入時に呼吸抑制が起きたり、循環動態が変動したりすることが多い。20分以上かけて導入すると循環動態は変動しにくい。

表2　デクスメデトミジンの利点と欠点

利点	・軽度の鎮痛作用（ただ、痛みが伴う処置には別途鎮痛剤が必要） ・他の鎮静剤に比べて呼吸抑制が起きにくい ・依存性が低い
欠点	・シリンジポンプによる持続投与が必要 ・導入に時間がかかる ・呼吸抑制が起きにくいと言われているが、発生しないわけではない

で使用報告があり、他の薬剤の組み合わせなど試行錯誤がされています。

> **Column**
>
> PSAでは今のところ、使いどころが限定されるデクスメデトミジンですが、米国では重度のアルコール離脱症の管理によく使われ、とても重宝する鎮静剤です[4]。特に、ベンゾジアゼピン系やバルビツール系でコントロールができず、通常では気管挿管や人工呼吸管理が必要になる症例でも、デクスメデトミジンを補助的に使用することで、うまくコントロールできることが多いです。ただ、高額な薬剤なので、本当に必要なのか薬剤師さんを説得するのが大変だったりするのですが……。

 まとめ

新しく、作用機序が異なるデクスメデトミジンは今後に期待が持てる薬剤です。ただ、鎮静導入に時間がかかるため、いくつかの例外となる処置を除いて、現在のところPSAには使いづらいのが現状です。

💡 Point

- デクスメデトミジンは他の鎮静剤とは異なり、中枢性$α_2$アドレナリン受容体に作用するという機序をもつ鎮静剤
- 導入時の循環動態の変動に注意

引用・参考文献

1) Kim, JY. et al. Effects of dexmedetomidine sedation for magnetic resonance imaging in children: a systematic review and meta-analysis. J Anesth. 35 (4), 2021, 525-35.
2) Jia, L. et al. Efficacy of different dose of dexmedetomidine combined with remifentanil in colonoscopy: a randomized controlled trial. BMC Anesthesiol. 20 (1), 2020, 225.
3) Slupe, AM. et al. Dexmedetomidine Sedation for Paroxysmal Supraventricular Tachycardia Ablation Is Not Associated With Alteration of Arrhythmia Inducibility. Anesth Analg. 129 (6), 2019, 1529-35.
4) Gottlieb, M. et al. Managing Alcohol Withdrawal Syndrome. Ann Emerg Med. 84 (1), 2024, 29-39.

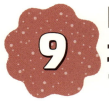

PSAにおけるオピオイド系鎮痛剤の代表薬、フェンタニル

第2章 鎮静・鎮痛で使用する頻出薬剤、これだけは知っておこう

フェンタニルの特徴とは？

　フェンタニルは集中治療室やオペ室ではよく使いますが、PSAでも使うと聞きました。本当ですか？

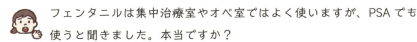　本当もなにも、「フェンタニルを使いこなせずしてPSAを語るなかれ」や。

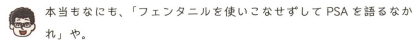　え？

　前に言ったように、PSAのAはAnalgesia、つまり鎮痛や。フェンタニルは数多くある鎮痛剤の中でも強力や。さらにありがたいことに、フェンタニルはピーク時間も作用持続時間も短い。これがフェンタニルをPSAに適した鎮痛剤にしている。

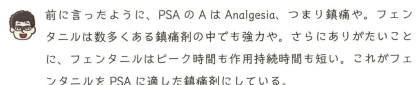　なるほど。

フェンタニルがPSAに適しているワケ

合成オピオイドであるフェンタニルは、非常に強力な鎮痛作用と、**作用発現時間、最大効果発現時間（ピーク時間）**、そして**効果持続時間が短い**という特徴を持っています 。作用発現は早く、約30秒ほどです[1]。また、ピーク時間も短いので追加投与による調整が行いやすく、まさに

201

表1 フェンタニルの投与方法

	フェンタニル静注
用法・用量※	成人：0.5〜1μg/kg（通常は 50〜100μg）※ 　　　　追加投与：25〜50μg（約 3 分毎） 小児：1〜2μg/kg 　　　　追加投与：1μg/kg（約 3 分毎）
作用発現時間	30 秒
最大効果発現時間 （ピーク時間）	2〜4 分
効果持続時間	20 分間

※高齢者や ASA-PS 分類で 3 以上の患者、鎮静剤との併用時などには、通常の半量またはそれ以下を使用。

表2 フェンタニルの利点と欠点

利点	・強力な鎮痛作用 ・作用発現時間、最大効果発現時間（ピーク時間）、および効果持続時間が短い（効きが速く、追加投与による調整が容易）
欠点	・呼吸抑制作用：著明な呼吸数の減少が認められることがある。PSA に用いられる鎮静剤のほとんどは呼吸抑制を起こすため、併用時に特に注意（呼吸抑制のリスクが高い症例では、フェンタニルの代わりに後述のケタミンを鎮痛剤として使用することも多い） ・鉛管現象：多量に急速静注した際に胸郭のコンプライアンスが極端に悪くなる現象。バッグバルブマスクでも換気が困難で、乳幼児で特に頻発する。オピオイド拮抗薬であるナロキソンで拮抗可能 ・取り扱いの煩雑さ：麻薬指定薬剤であるため、麻薬処方箋が必要であり、残薬や破損、紛失時の取り扱いが煩雑。そもそも必要な場所（処置室、病棟、救急外来）に備えられていないことも多い

PSA の鎮痛に適した薬剤です。

　基本的には鎮痛のみで鎮静作用はありませんが、小児では鎮静効果が出ることがあります。後述するペンタゾシンなどの麻薬拮抗性鎮痛薬と異なり、鎮痛効果の限界である天井効果がないため、強い鎮痛を必要とする処置の際にも効果的な鎮痛作用が得られます。

　ただし、呼吸抑制作用も強く、特に呼吸抑制の作用がある鎮静剤と併用すると、かなりの率で呼吸抑制が起こるため注意が必要です**表2**。呼吸器

系合併症に関しては、後述のケタミンのほうが少ないことが知られています[2]。そのため、気道管理が難しい患者さんでは、鎮痛と鎮静作用の両方があるケタミンを使う場合があります。

呼吸器合併症のリスクが高い患者さんにフェンタニルを使用せざるを得ない場合は、特に投与量には注意し、酸素飽和度モニターだけでなく、可能であればカプノグラフィも用いたモニタリングが必要です。

ペンタゾシンなどの麻薬拮抗性鎮痛薬はどうなのか？

それにしても、麻薬指定薬剤って使うのが大変ですよね。うちの病院だと、救急外来や処置室には置いてないから、いざ使うとなったら誰かが走って取りに行かないといけないし。

ほんまにそうやな。それが1番のネックではある。

救急外来や病棟では、鎮痛薬としてペンタゾシンを使うことがありますが、そういう薬剤はPSAには使えないんですか？

良い質問や。ざっくり言うと、素早い動きが強みであるグフに対して動きが遅いガンタンクで戦うぐらい無理がある。

今ひとつ例えがパッときませんが、速くて強いものと、ゆっくりな存在の対比でしょうか？

その通り。ちゃんとわかってるじゃない！ PSAに使用する鎮静剤や鎮痛剤において、大事なことは何だったか覚えてるか？

確か、作用発現時間、最大効果発現時間（ピーク時間）、効果持続時間が短いほうがいいんですよね。

その通り。そうでないと、効き始めるまでに時間がかかるし、追加投与による調整も難しい。残念ながら、ペンタゾシンなどの麻薬拮抗性鎮痛薬はその点で大きくフェンタニルに劣る。フェンタニルのピーク時間は2〜4分。それに比べて、ペンタゾシンのピーク時間

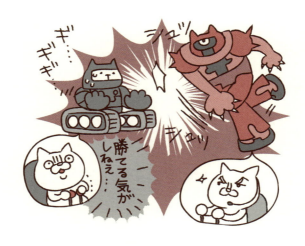

は15〜30分。かなり差がある。効きが弱いかなと思っても、ピーク時間が来るまでは……。

追加投与できない！

その通り。そして、もう一つ問題がある。それが、天井効果や。

麻薬拮抗性鎮痛薬がPSAに適していないワケ

　ペンタゾシンなどの麻薬拮抗性鎮痛薬は日本では鎮痛剤としてよく使われており、決して悪い薬ではないのですが、PSAに使う際には大きな問題があります。最大効果発現時間（ピーク時間）と効果持続時間が長いことです 表3 。

　そしてもう一つの問題が、天井効果です。用量依存性に鎮痛効果が増加し、理論上鎮痛効果に制限がないフェンタニルなどの薬剤に対して、麻薬拮抗性鎮痛薬には鎮痛作用に限界（天井）があり、一定量以上は投与しても鎮痛効果が上がりません 図1 。また、拮抗作用のため、鎮痛不十分で麻

表3 ペンタゾシンの投与方法

	ペンタゾシン
用法・用量※	成人：15～30mgを静注または筋注※
作用発現時間	2～3分
最大効果発現時間（ピーク時間）	15～30分
効果持続時間	3～4時間

※高齢者やASA-PS分類で3以上の患者、鎮静剤との併用時は投与量を減量。

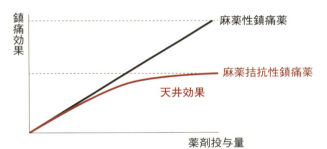

図1 薬剤投与量と薬理作用の関係

麻薬性鎮痛薬（例：フェンタニル、モルヒネ）と麻薬拮抗性鎮痛薬（例：ペンタゾシン）の薬剤投与量と薬理作用の関係を表している。麻薬性鎮痛薬は用量依存性に鎮痛効果が増加し、理論上鎮痛効果に制限がないが、麻薬拮抗性鎮痛薬には鎮痛作用に限界（天井）があり、十分な鎮痛が得られない場合がある。

薬拮抗性鎮痛薬を追加しても、鎮痛効果が得られないことがあります。その時点で麻薬性鎮痛薬に切り替えても麻薬拮抗作用のため、やはり効果は安定しません。これは、処置後に手術室に行く場合などにも問題になります。

見逃されがちな禁忌ーセロトニン症候群のリスク

　オピオイド系鎮痛剤の中で、PSAに向いておらず、危険性も十分認知されていない薬剤にペチジンがあります。1章2でも述べましたが、ペチジンはSSRIやMAO阻害薬と薬物相互作用が起こり、致死的なセロトニン症候群を起こします。患者さんが薬物相互作用から禁忌になる薬剤を内服していないか確認が必要です。

　気管支鏡検査では、ペチジンの鎮痛効果だけではなく、鎮咳作用を期待して、日本ではよく使用されてきました。日本呼吸器内視鏡学会による「呼吸器内視鏡診療における鎮静に関する安全指針」[3]では、「MAO阻害薬を14日以内に服用している場合は禁忌」と注意事項に記載しています。日本においても、エフピーOD®錠（有効成分：セレギリン塩酸塩、パーキンソン病治療薬）内服中の患者さんに対して、気管支鏡実施時にペチジンを使用した際に、セロトニン症候群が発生した症例が報告されています[4]。

 ## まとめ

　PSAのA（鎮痛）において、オピオイド系鎮痛剤は重要な役割を担います。そのなかでもフェンタニルは強力で作用が短いため使いやすく、PSAでは重要な薬剤です。しかし、呼吸抑制のリスクがあるため、投与量やモニタリングには注意してください。ペンタゾシンやペチジンなどの鎮痛剤は、PSAには基本的には適していません。どうしても使う際には、特に注意が必要です。

> **Point**
> - フェンタニルには強力な鎮痛作用と、作用発現時間、最大効果発現時間（ピーク時間）、そして効果持続時間が短いという特徴がある
> - 呼吸抑制のリスクあり。特に、ハイリスクの患者や他の鎮静剤との併用時には注意する
> - ペンタゾシンなどの麻薬拮抗性鎮痛薬は天井効果があることと、最大効果発現時間（ピーク時間）と効果持続時間が長いことから、PSAには使用しづらい
> - ペチジンは、SSRIやMAO阻害薬との薬物相互作用によって致死的なセロトニン症候群を起こすことがあるので、特に注意

引用・参考文献
1) Ephros, H. et al. A Review of Sedation Agents. Oral Maxillofac Surg Clin North Am. 34 (1), 2022, 21-34.
2) Sharif, S. et al. Pharmacological agents for procedural sedation and analgesia in the emergency department and intensive care unit: a systematic review and network meta-analysis of randomised trials. Br J Anaesth. 132 (3), 2024, 491-506.
3) 日本呼吸器内視鏡学会. 呼吸器内視鏡診療における鎮静に関する安全指針. 2023年12月. https://www.jsre.org/uploads/files/info/2401_shishin.pdf（2025年1月閲覧）.
4) 日本医療機能評価機構 医療事故情報収集等事業 第32回報告書（平成24年10月〜12月）. https://www.med-safe.jp/pdf/report_2012_4_R002.pdf（2025年1月閲覧）.

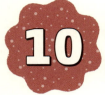
10 ケタミン―明かりはついているけど誰もいない家

ケタミンの特徴とは？

 ケタミンの作用はおもしろい。その様子は「明かりはついているけど誰もいない家」と表現される。

 それって、なんだか先生みたいですね。

 どういうこと？

 目は開いて起きているけど、ボーッとしていて反応がない。そして、時々ブツブツ何か意味不明なことを言っている。

 なんだと〜！

鎮痛も鎮静も同時に可能な万能薬

　ケタミンはベンゾジアゼピンやプロポフォールなどとは作用機序が全く異なります。ベンゾジアゼピン、プロポフォール、バルビツール系鎮静剤などがGABA受容体に作用するのに対して、ケタミンは主にNMDA受容体に対して作用します。ケタミンは、視床・新皮質などを抑制しつつ、辺縁系を活性化するため、目は開いて何か話しているけど、痛みや不快感は感じない状態になります。冒頭に出てきたような「明かりはついている

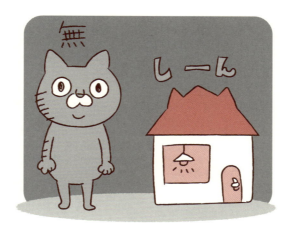

けど誰もいない家」(lights on, but no one is home) というような状態になります。薬理学的には、ケタミンは**解離性麻酔薬**に分類されます。

ケタミンは鎮静作用も鎮痛作用も強力であり、安全性も高いため、途上国や戦場では全身麻酔にも頻用されています。また、他の鎮静剤が投与量が増すにつれて鎮静深度が深くなっていくのに対して、ケタミンは閾値があり、ある一定以上になると解離状態になります。

具体的には、ケタミンによる解離性鎮静（dissociative sedation）は静脈内投与では約 1.0〜1.5mg/kg、筋注では 3〜4mg/kg 程度で発生します。より少量（0.3mg/kg）を投与することで、鎮静剤として用いる場合もあります。オピオイド依存症のためにオピオイド系鎮痛剤が効きにくい患者さんが多い米国では、そのような鎮静剤としての使用も一般的に行われています[1]。

ひとたび解離の閾値に達すると、追加のケタミン投与によって鎮静が強化または深まることはなく、これはオピオイドや鎮静催眠薬、または吸入麻酔薬の場合とは異なります。作用する様子も大きく異なります 表1、2。

表1 ケタミンの利点と欠点

利点	・多くの場合、呼吸や咽喉頭反射が維持される ・血圧・脈拍が上昇するため、全身状態が不良な状況でも使いやすい ・**鎮痛と鎮静の両方**が得られる ・古い薬剤でエビデンスが蓄積されている
欠点	・**体動が起こる**ことが多く、MRI、CT、顔面の縫合などの無動が必要な処置には不向き ・嘔吐は頻繁に発生し（5〜15%）、解離鎮静から覚醒した後に起こることが多いため、処置終了後に油断しないことが重要[2]。制吐剤の予防投与は、嘔吐の発生を多少減らすが、ルーチンの使用は推奨されていない。嘔吐の発生は思春期の小児に一番多いので、そのグループには事前投与を検討[5] ・急性反応（不穏、興奮など）の精神的興奮が発生する場合がある ・高血圧・頻脈により、心筋の酸素供給バランスが悪くなる可能性があるため、重度の虚血性心疾患患者では注意が必要 ・喉頭けいれん（0.3%）のリスクがあり、上気道炎など気道過敏性がリスク因子として知られている。ほとんどの場合は一過性で、バッグバルブマスクによる陽圧換気で改善する場合が多い。また咽頭・喉頭を刺激する上部消化器内視鏡にもあまり使われない ・過流涎が発生し、吸引が必要なことがある（まれ）。以前は抗コリン薬の予防的投与も行われていたが、現在はルーチンでの事前投与は推奨されていない[3] ・麻薬指定されたため、手続きが煩雑

表2 ケタミンによる合併症とその予防策 （文献3をもとに筆者作成）

合併症	発生率	予防策とそのエビデンス
嘔吐・悪心	5〜15%	制吐剤（例：オンダンセトロン）の予防投与で発生率が8%減少（NNT：13）。特に嘔吐が多い思春期の小児での投与が有益とされる
過流涎	極めてまれ	予防的な抗コリン薬（例：アトロピン0.01 mg/kg、最大0.5 mgまで）は推奨されないが、著しい流涎が発生した場合に対症療法として使用可能
喉頭けいれん	0.3%	喉頭刺激を避け、適切な気道管理（頭位調整や吸引）を行うことが予防に重要。以前リスクと考えられていた上気道感染症や喘息は、現時点のエビデンスでは、確定的なことが言えないと考えられている。しかし、別の鎮静剤が使用可能であればそちらを使用するのがベスト
急性反応 （不穏、興奮 など）	小児：1.4% 成人：0〜30 %	成人では急性反応の予防目的でのベンゾジアゼピン（例：ミダゾラム0.03mg/kg）の投与が発生率を17%減少（NNT：6）させるエビデンスあり。しかし、小児では予防効果は見られず、ルーチンの使用は推奨されない

NNT：Number needed to treat（治療必要数）。1人の患者に対して望ましい結果を得るために、治療が必要な患者数。

静注用と筋注用で濃度が異なる ケタミンのバイアル

ケタミンは筋注もできるのですよね。

その通り。ただし注意する点がある。

と言うと？

筋注用のバイアルと静注用のバイアルは濃度が全く違い、筋注用のほうが5倍濃い濃度で作られている。なので、決して間違ってはいけない。特に筋注用を間違って静注すると、5倍多く投与してしまうことになり、呼吸停止などの大事故につながる。

ゲゲッ！

ケタミンの投与方法

　静注も筋注もできて便利なケタミンですが、2つの製剤で濃度が違うことに注意が必要です表3。施設によっては、そもそも間違えないように、筋注用のバイアルを取り扱っていないところもあります。

ケタミンそれともプロポフォール、それとも両方？

最近同期がケトフォールとか言っているのを聞いて、バカかと思いましたよ。ケタミンとプロポフォールをごっちゃに覚えているんですかね。困ったもんだ。

表3 ケタミンの投与方法と薬理学的特徴

	静注（1分以上かけて投与）	筋注
用法・用量	初回投与量：1.0～1.5mg/kg 追加投与：0.5mg/kg 3分ごと	4～6mg/kg
作用発現時間	30秒	5分
最大効果発現時間 （ピーク時間）	1分	―
効果持続時間	解離性反応：5～10分 傾眠傾向：1～2時間	解離性反応：20～30分 傾眠傾向：1～2時間

投与量の注意：他の鎮静剤との併用、高齢者、腎機能障害を有する患者では、投与量を半量に調整。

いやいや。ケトフォールという方法が本当にあるんや。

え？

ケタミンとプロポフォールを一緒に使ってPSAを行うことをケトフォールという。ケタミンとプロポフォールはお互いの弱点を打ち消しあうから、理想的なコンビネーションなんや。

どういうことですか？

ポテトチップスとチョコレートの組み合わせや。塩味と甘味がお互いに引き立てあって、止まらなくなるやろ。

ちょっと何を言っているのかわからないです。

要は、お互いの長所を生かしあうってことや。逆に言えば弱点を補いあうってことでもある。

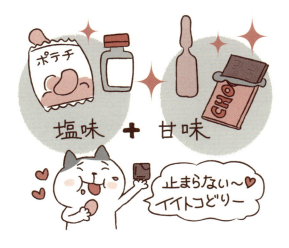

秘密兵器ケトフォール

　ケタミンには、血圧や脈拍を上げたりする特徴があります。また、呼吸抑制が起きにくいという特徴もあります。一方で体動が出現することがあり、筋緊張のため骨折の整復などでは苦労します。逆に、プロポフォールには血圧を下げたり、呼吸抑制を起こしたりするという作用がある反面、体動はほとんど起こりません 表4 。このようにお互いの長所を生かした組み合わせとして、PSAの際にケタミンとプロポフォールを両方使う方法、すなわちケトフォールがこの10年程注目されてきました[4, 5]。

　初期の臨床研究[6]では、シリンジに1対1で混ぜて、一緒に投与する方法が行われていましたが、実際の臨床現場では、シリンジを別々に用意して、必要に応じて片方を投与する方法が一般的です。ケタミンが麻薬指定の日本では、特にシリンジを別々に用意したほうが返却時などに困らないでしょう。具体的な方法としては、まずケタミンから投与するのがコツです。その後処置の後半になるにつれて、プロポフォールをメインで追加投与すると、覚醒も速やかです 表5 。

表4 ケタミンとプロポフォールの特徴比較

	ケタミン	プロポフォール
循環	高血圧、血管収縮	低血圧、血管拡張
呼吸	気道温存、換気刺激	気道反射抑制、呼吸抑制
意識	不穏/体動	速やかに入眠
鎮痛	優れた鎮痛作用	鎮痛作用なし
その他	催吐作用	制吐作用

表5 ケトフォールの投与方法

	静注
用法・用量 (鎮静導入時)	・ケタミン：0.5mg/kg（1分以上かけてボーラス投与） →その後、プロポフォール 0.5mg/kg ボーラス投与 ・初回投与量：1.0〜1.5mg/kg ・追加投与：0.5mg/kg 3分ごと ・気道・呼吸のリスクが高い症例では、ケタミンをメインに使用したほうが無難。必ずしも1対1の比である必要はない。
追加投与	ケタミンまたはプロポフォール 0.1〜0.25mg/kg* 3分ごと追加

＊鎮痛が必要な場合はケタミンを、鎮静・無動が必要な場合はプロポフォールを追加投与する。処置の終了が近い場合は、プロポフォールをメインで追加投与すると、覚醒が速やか。
投与量の注意：高齢者、腎機能障害を有する患者では、投与量を減量。

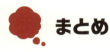

まとめ

　ケタミンはPSAにとって欠かせない、鎮静も鎮痛も可能な薬剤です。作用機序と効果が他の鎮静剤と異なり、気道が温存され呼吸抑制も少ないため、他の鎮静剤が使いにくかったり、全身状態が悪い患者さんにもよく使用されます。

Point

- ケタミンには鎮静・鎮痛の両方の作用がある
- 他の鎮静剤と異なり、呼吸抑制は少なく、血圧・脈拍はむしろ上昇する
- 嘔吐、急性反応、喉頭けいれんなどの合併症に注意
- プロポフォールと一緒に使用するケトフォールが注目されている

引用・参考文献
1) Balzer, N. et al. Low-dose Ketamine For Acute Pain Control in the Emergency Department: A Systematic Review and Meta-analysis. Acad Emerg Med. 28 (4), 2021, 444-54.
2) Strayer, RJ. et al. Adverse events associated with ketamine for procedural sedation in adults. Am J Emerg Med. 26 (9), 2008, 985-1028.
3) Green, SM. et al. Clinical practice guideline for emergency department ketamine dissociative sedation: 2011 update. Ann Emerg Med. 57 (5), 2011, 449-61.
4) Jalili, M. et al. Ketamine-propofol combination (ketofol) vs propofol for procedural sedation and analgesia: systematic review and meta-analysis. Am J Emerg Med. 34 (3), 2016, 558-69.
5) Willman, EV. et al. A prospective evaluation of "ketofol" (ketamine/propofol combination) for procedural sedation and analgesia in the emergency department. Ann Emerg Med. 49 (1), 2007, 23-30.
6) Ferguson, I. et al. Propofol or Ketofol for Procedural Sedation and Analgesia in Emergency Medicine-The POKER Study: A Randomized Double-Blind Clinical Trial. Ann Emerg Med. 68 (5), 2016, 574-82.

11 PSAで押さえておくべき拮抗薬

ベンゾジアゼピン系鎮静剤の拮抗薬であるフルマゼニル

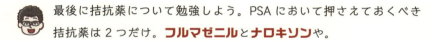
最後に拮抗薬について勉強しよう。PSAにおいて押さえておくべき拮抗薬は2つだけ。**フルマゼニル**と**ナロキソン**や。

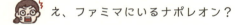
え、ファミマにいるナポレオン？

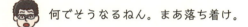
何でそうなるねん。まあ落ち着け。

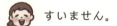
すいません。

1つ目はフルマゼニル。ベンゾジアゼピン系鎮静剤の拮抗薬や。もう1つがナロキソン。こちらは、オピオイド系鎮痛剤に対する拮抗薬やな。

ミダゾラムやフェンタニルは、PSAによく使用する薬剤なので、その拮抗薬は大事ですね。

その通り。拮抗薬を使用する機会は実際にはほとんどないんやけど、ベンゾジアゼピン系鎮静剤やオピオイド系鎮痛剤を使用する以上、知っておかなければいけない薬剤ということ。まずは、フルマゼニルから勉強してみよう。

お願いします。

 過信すると痛い目にあうという話から。

 え？

拮抗薬は再鎮静に注意

　フルマゼニル（アネキセート®）はベンゾジアゼピン系の薬物を拮抗する薬剤です。中枢性ベンゾジアゼピン受容体に競合的に結合することで拮抗作用を示します。フルマゼニルと名前が似ている薬剤に、フルニトラゼパムがありますが、全くの別剤です。両方の薬剤にフッ素原子（Fluorine）が使われているため、それを示すFluが付いていますが、フルマゼニルは拮抗薬、フルニトラゼパムはベンゾジアゼピン系薬剤です。ちなみに、フライパンで有名なテフロン™は、ポリ**テトラフルオロ**エチレンの商品名で、フッ素が4つ（テトラ）、つまり四フッ化したエチレン樹脂です。

　脱線しましたが、フルマゼニルの拮抗作用は強力かつ迅速ですが、主に3点の理由によって、使用する状況はかなり限られます 表1 。と言うより、使用せずに済むなら使用しないほうが良い薬剤です。

表1 フルマゼニルを使用すべき状況とそうでない状況

使う状況の例	ミダゾラム投与後に呼吸抑制が発生。痛み刺激、下顎挙上法による気道確保、バッグバルブマスクによる換気を開始したが、まだ呼吸抑制が続いている場合
使用すべきでない状況の例	処置は終了したが、まだ患者が覚醒せず、呼吸状態は問題ない場合*

＊フルマゼニルの使用は、覚醒を促すためではなく、呼吸抑制に対して推奨されている[1]。

作用発現までの時間

　まず、迅速といっても、作用発現に 1～2 分はかかります[2]。そのため、薬剤を取り出している時間などを考えると、患者さんに呼吸抑制などが発生してから実際に拮抗作用が出てくるまでに、最低 5 分程度はみておく必要があります。ミダゾラムなどの短時間作用型の薬剤を使用する場合、この数分の間に改善することがほとんどです。そのため、拮抗薬を用意するよりも、痛み刺激による覚醒や用手的気道確保、バッグバルブマスクによる換気が優先されます。

再鎮静の問題

　2 つ目の理由は、再鎮静の問題です。拮抗薬を投与しても、体内に入ったベンゾジアゼピン系鎮静剤が消えてなくなるわけではありません。そのため、フルマゼニルの作用がなくなった後、再鎮静が発生することがあります。レミマゾラムのような超短時間作用型の薬剤においてすら、拮抗薬の効果が切れてからの再鎮静が報告されています[3]。また、フルマゼニル使用後は、24 時間は車の運転などの行為を控えるように指導が必要です。事故が起こって訴訟になったケースもあります。

副作用

　3 つ目は、フルマゼニルによる副作用です。抗不安薬や抗けいれん薬としてベンゾジアゼピン系薬剤を日常的に使用している患者さんでは、ベンゾジアゼピンの離脱症状によるけいれんなどの副作用の報告があります **表2**。ベンゾジアゼピン系薬剤を普段使用していない人でも、フルマゼニル投与後にけいれんが発生したという報告もあるため、フルマゼニル自体がけいれんの閾値を下げるのではとも考えられています[4]。

表2 フルマゼニルの投与方法と薬理学的特徴

	静注（1分以上かけて投与）
用量	成人 0.2mg 小児 0.01mg/kg
用法	15秒以上かけて1分ごとに0.1mgずつを投与 総投与量1mgまで投与可能 （ICU領域では総投与量2mgまで投与可能）
合併症・注意	不穏・不安、嘔吐、再鎮静、けいれん

禁忌：慢性的なベンゾジアゼピン使用。

ナロキソンによるオピオイド系鎮痛剤の拮抗

 PSAにおいて知っておかなければならないもう一つの拮抗薬が、ナロキソンや。

 ナロキソンは使ったことがないですが、何の薬でしたっけ？

 ついさっき言ったところやん！オピオイド系の薬剤に対する拮抗剤や。オピオイド系薬剤がくっつく受容体に対して、競合的に作用して効果を発揮する。PSAではフェンタニルを使うことがあるから、PSAにおいては外せない薬剤やな。

 そうでした。

 PSA以外にも、オピオイド系鎮痛剤を多量服薬してしまった場合などに使われるから、オピオイド依存の患者さんが多いアメリカでは、一般市民でも使えるようになっている。

 え？

アメリカでは経鼻で投与できるナロキソンが、処方箋がなくても買える。

そうなんですか？

まあ、それだけ安全な薬剤ということやな。とは言っても、ちゃんと使いどころはわかっていないといけないし、実は陥りがちなピットフォールもある。

ナロキソンの使い方とピットフォールとは？

　PSAにはオピオイド系鎮痛剤、特にフェンタニルが使われることがあり、それによる呼吸抑制も珍しくありません。そのため、オピオイド系鎮痛剤の拮抗薬であるナロキソンについての知識はPSAを行う医療者には必須です。ナロキソン自体は基本的には安全で、米国やカナダではプレホスピタルの現場でもよく使用されます。筋注や静注だけでなく、経鼻でも投与可能な薬剤で、経鼻で投与できるナロキソンのキットは米国においては処方箋が不要です。作用発現時間 表3 も短く、必要に応じて追加投与することも可能です。

　この基本的には安全で使いやすいナロキソンですが、1番のピットフォールがオピオイド系薬剤を慢性的に使用している患者さんへの使用です。がん性疼痛などでオピオイド系薬剤を使用している患者さんに使用した場

表3 ナロキソンの投与方法

	ナロキソン静注
用法・用量※	成人：0.1〜0.4mg 1分ごと※ 小児：0.01mg/kg 1分ごと
作用発現時間	2分
効果持続時間	20分間

※オピオイドを常用している患者では、オピオイド離脱症状を起こすため、少量から開始

合、強制的かつ急激にオピオイド離脱を起こすことになり、不安、流涙、鼻漏、散瞳、胃けいれん、振戦などの症状が出現します。筆者自身もレジデント時代に苦い経験をしました。PSAとは関係ありませんが、ヘロインなどの違法薬物を日常的に使用している患者さんの呼吸抑制に対してナロキソンを使用した時に、重篤な離脱症状が発生し、横紋筋融解症を起こすほど強い振戦とせん妄のためにICUに入室になりました。オピオイド離脱を甘く見てはいけないと学んだ症例でした（オピオイド離脱のリスクがある患者さんでは、少量から投与するのが安全です）。

また、フェンタニルなどの作用時間が短い薬剤を用いてPSAを行う場合は、ナロキソンを準備して投与し、効果が現れるまでに呼吸状態が改善することも多く、実際にはほとんど出番がありません。同様に、ナロキソンの効果が減弱した後、再度呼吸抑制が出現することがあります。そのため、フルマゼニルと同じように、PSAで使われること自体はそれほど多くありません。

Column

米国におけるオピオイド戦争とナロキソン

米国では、以前から薬物依存が公衆衛生上の大きな問題でしたが、ここ10年ぐらいは状況がさらに悪化しています[5]。貧富の差の拡大、パンデミックによる失業率の上昇、孤立など、さまざまな理由があります。薬物過剰摂取で亡くなる人は、現在は米国では1年で10万人を超え、救急外来でオピオイドの過剰摂取の患者さんを診ない日はありません。麻酔科と内科が協力し、患者さんがオピオイド依存から抜けるためのサポートや、そのような患者さんにおける急性期疼痛コントロールのコンサルトを受けるチームもあります。ナロキソンは安全性も高く、経鼻の場合は扱いも簡単なため、オピオイド過剰摂取の患者さんの退院時は、ナロキソンが多くの場合無料で、ルーチンに患者さん本人や家族に支給されています。また、ナロキソン以外の拮抗薬の開発や臨床使用も行われており、新しい知見が次々と生まれている分野です。

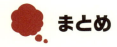
まとめ

　ベンゾジアゼピン系薬剤に対する拮抗薬であるフルマゼニル、オピオイド系鎮痛剤に対する拮抗薬のナロキソンは、PSAを行う上で必ず押さえておかないといけない薬剤です。しかし、それらの薬剤を使用する場面は限られ、呼吸抑制などが発生した場合は、まず痛み刺激、用手的な気道確保などを行うことが重要です。

Point
- フルマゼニルはベンゾジアゼピン系薬剤に対する拮抗薬であり、再鎮静、けいれんの閾値低下、ベンゾジアゼピン離脱などの副作用に注意する
- ナロキソンはオピオイド系鎮痛剤に対する拮抗薬であり、オピオイド系薬剤を慢性的に使用している患者さんでは離脱に注意する
- 拮抗薬を用意しておくことが重要だが、拮抗薬があるから大丈夫という過信はしない

引用・参考文献
1) Gotoda, T. et al. Guidelines for sedation in gastroenterological endoscopy (second edition). Dig Endosc. 33 (1), 2021, 21-53.
2) Whitwam, JG. et al. Pharmacology of flumazenil. Acta Anaesthesiologica Scandinavica. 39, 1995, 3-14.
3) Yamamoto, T. et al. A mechanism of re-sedation caused by remimazolam. J Anesth. 35 (3), 2021, 467-8.
4) Seger, DL. Flumazenil--treatment or toxin. J Toxicol Clin Toxicol. 42 (2), 2004, 209-16.
5) National Center for Health Statistics. Drug Overdose Deaths in the United States, 2002-2022. https://www.cdc.gov/nchs/products/databriefs/db491.htm（2024年12月閲覧）.

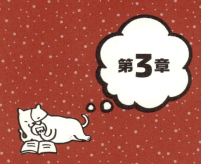

第3章

シーン別
鎮静・鎮痛

 緊急PSA―さっきハンバーガー食べたばかりですけど、PSAできますか？
（ERにおける絶飲食とPSAの特殊性）

お腹いっぱいでやってくる救急患者さんたち

 今から外傷患者さんの血気胸に対して、PSA下で胸腔ドレーンを入れます。

 頑張って！

 ただ、問題があって。その患者さんはオートバイで事故をする前に、ファミレスでハンバーガーを食べたばかりらしいです。絶飲食じゃないので、6時間ぐらい待ってからPSAしましょうか。

 なんでやねん。そんなに待っていたら、状態が悪くなってえらいことになるぞ。

 じゃあ、PSAはなしで、エイヤって胸腔ドレーンを入れちゃいますか。

 君はどうしていつもそんなに極端やねん。患者さんが絶飲食でなくても、安全にPSAをやる方法はある。そこで参考になるのが、予定外PSAに関するガイドラインや。その名もまさに「予定外の処置時の鎮静：多職種合同コンセンサス実践ガイドライン（Unscheduled Procedural Sedation: A Multidisciplinary Consensus

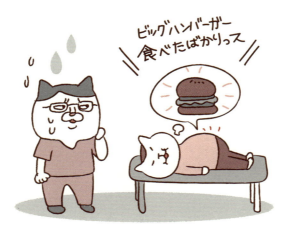

Practice Guideline）」や。

予定外 PSA に関するガイドラインにおける絶飲食の取り扱い

　緊急で行う処置とそれに必要な鎮静は、予定の処置ではないという点で、予定されていた PSA と大きく異なり、特殊な難しさがあります。PSA に関しては、米国麻酔科学会が中心となって作成したガイドライン[1, 2]がよく知られていますが、緊急の予定外 PSA に関しては、アメリカ救急医学会が中心となって複数の学会が合同で作成した、"予定外の処置時の鎮静"のガイドラインがよくまとまっています[3]。

　特に鎮静をする際の絶飲食の扱いなどで、米国麻酔科学会のガイドラインと違う点があります。これは、緊急時の処置では処置前の絶飲食が難しく、処置自体を遅らせるのも難しいことなどから、理解できると思います。1 章 2 で紹介したように、絶飲食時間の状況のみによって必要な処置を遅らせないということがポイントです。

　PSA による誤嚥のリスクは、どの程度あるのでしょうか？ 多くの大規

225

模な研究において、誤嚥性肺炎例や死亡例などの臨床上意味のある誤嚥のリスクは、PSAでは極めて低いことがわかっています。小児でも同様の結果が出ており、誤嚥の発生率は0.0072%（10件/13万9,142症例）との研究があります。そもそもの話として、絶飲食であってもなくても、誤嚥のリスクは変わらないということが大規模なコホート研究では示唆されています[4]。

しかし、やはり絶飲食ではないというのはリスクです。そのため、先ほどの症例のように、食事をしたばかりの患者さんであれば、鎮静の深度を浅めにして、仮に嘔吐してもちゃんと嚥下反射や咳嗽反射が残るようにしておくことは重要です。また、鎮静剤として気道の反射が維持されるケタミンが使われることもあります。

循環動態や痛みや不安に対する配慮

先ほどの患者さんですが、腕に大きな挫創があって、結構出血していたんですよね。

バイク転倒の外傷は、全身にいろいろなけががあることが多いからな。

今は創の処置がうまくいって、アクティブな出血はないです。他には大きな外傷はないですし、CTでも大きなのは肋骨が2本骨折しているのと、さっきの血気胸だけです。まだ脈拍も早くて痛みもあるようですが、さっとPSAしてドレーン入れちゃいますね。

待て待てーい！

循環動態を安定させ、痛み・不安に配慮することの重要性

緊急の処置を必要とする患者さんの場合、処置が必要な時点での循環動態が不安定なことがよくあります。PSAに使用される薬剤のほとんどは、血圧の低下や呼吸抑制などを引き起こします。患者さんがショック状態で

表1 処置前の状態が悪い症例で、状態を改善させずに鎮静剤・鎮痛剤を投与した場合

処置前の状態	PSA のための鎮静剤・鎮痛剤投与	結果
ショック状態 →	血圧低下・ショック状態増悪 →	死
アシドーシス →	呼吸抑制によるアシドーシス増悪 →	死

あれば、血圧はさらに低下します。また、敗血症などによってアシドーシスがあれば、それは呼吸抑制によってさらに重篤化します。特に、代謝性アシドーシスを呼吸によって補っているような状態では、少し呼吸回数や換気量が下がることで、急激に状態が悪化します**表1**。

　必要とされている処置が完了しなくても、循環動態を安定化させることが可能な場合、まず循環動態を安定させなくてはいけません。例えば、循環血液量減少性ショックの症例では、輸血や細胞外液の輸液によって循環動態を改善させることが必須です。敗血症性のショックであれば、適切な輸液投与に加えてノルアドレナリンなどの昇圧剤を用いることも必要です。時間が許せば、機材やスタッフの配置上、手術室での全身麻酔下での処置のほうがより安全に処置を施行できる可能性があります。麻酔科医師へのコンサルトの閾値を低く保ち、コンサルトが必要なときは躊躇してはいけません。

　麻酔科医師は、そのようなコンサルトをむげにしてはいけません。コンサルト依頼の電話が掛かってくるのは、一息入れている時か、仕事が忙しすぎてクタクタの時かのどちらかと、世界中どこでも相場が決まっています。ここで貸しを作っておくと、子孫3代にわたって幸運があるぐらいの気合いで、力を振り絞って頑張りましょう。

　さらに難しい症例として、状態を改善させる時間がない場合や、処置を行わない限り循環動態が改善しないというシチュエーションがあります。不整脈によるショック状態に対し、カルディオバージョンや経皮的ペーシングなどの痛みを伴う処置が必要な状態はその代表例です。このような状態では、極めて少量の鎮静剤や鎮痛剤を使用したり（例：フェンタニル

25μg)、循環動態に影響しにくいケタミンを使用したりするという選択肢があります。

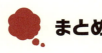
まとめ

　緊急の処置におけるPSAは、予定されたPSAとは違う難しさがあります。絶飲食ができていないなどの問題もさることながら、全身状態も悪いことが多く、循環動態の改善、薬剤選択や量の工夫なども必要です。また、リスクが高い場合は、手術室で処置を行うというオプションも重要な選択肢になります。

💡 Point

- 絶飲食でないからといって、PSAが実施できないわけではなく、緊急で処置が必要な場合は絶飲食の状況だけを理由に処置を遅らせない
- 緊急の処置を必要とする患者さんの場合、処置が必要な時点での循環動態が不安定なことが多く、そのような場合はまず全身状態を安定させる
- 状態を改善させる時間がない場合は、極少量の鎮痛剤を用いるか、低血圧や呼吸抑制が生じにくいケタミンを使用する
- 麻酔科医に対するコンサルトの閾値を低くする

引用・参考文献
1) American Society of Anesthesiologists Task Force on Sedation and Analgesia by Non-Anesthesiologists. Practice guidelines for sedation and analgesia by non-anesthesiologists. Anesthesiology. 96 (4), 2002, 1004-17.
2) Practice Guidelines for Moderate Procedural Sedation and Analgesia 2018: A Report by the American Society of Anesthesiologists Task Force on Moderate Procedural Sedation and Analgesia, the American Association of Oral and Maxillofacial Surgeons, American College of Radiology, American Dental Association, American Society of Dentist Anesthesiologists, and Society of Interventional Radiology. Anesthesiology. 128 (3), 2018, 437-79.
3) Green, SM. et al. Unscheduled Procedural Sedation: A Multidisciplinary Consensus Practice Guideline. Ann Emerg Med. 73 (5), 2019, e51-e65.
4) Beach, ML. et al. Major Adverse Events and Relationship to Nil per Os Status in Pediatric Sedation/Anesthesia Outside the Operating Room: A Report of the Pediatric Sedation Research Consortium. Anesthesiology. 124 (1), 2016, 80-8.

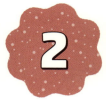

2 小児のPSA —小児も原理・原則は同じ

子どものPSAは適応が多い

今から ER で縫合処置をするから、PSA が必要かもしれんぞ。

え？ 縫合処置なんて、じっとしていればパッとできるでしょ！

1 歳の子どもが、何分間も横になってじっとしていられると思うか？

あ、子どもなんですね。

子どもの PSA は適応がすごく広い。CT や MRI などの画像検査に加えて、縫合処置や腰椎穿刺など、大人では PSA をしなくていい処置でも PSA が必要になることがある。

確かに。

逆に、うまく処置を準備したり、子どもの理解に合わせて説明したりすれば、PSA が不要なことも多いから腕の見せどころや。というわけで、PSA の準備も考えつつ、DVD プレイヤーにアンパ○マンの DVD を入れて持ってきてくれ。

大変です。アンパ○マンの DVD は紛失中で、鬼○の刃しかありません！

ほな、それでええんちゃう。全集中の呼吸でいかせてもらいます。

工夫によって PSA が避けられることも多い小児の PSA

　子どもの PSA は適応が広く、中等度から深い鎮静が必要なものや、不安除去がメインで鎮静自体は浅くていいものまでさまざまです表1。

　どの処置に対して PSA を行う場合でも、これまで扱ってきた評価、モニタリング、薬剤などの原理・原則はすべて同じです。ただし、処置によっては PSA 自体が不要なこともあるので、いくつかの方法を試してみる価値があります。例えば、アニメの動画視聴などによって意識をそらしたりする方法は有効です。最近ではほとんどの家族がスマートフォンを持っているので、家族に Youtube™ などで子どもが好きな動画を再生してもらうのも効果があります[1]。それ以外にも多くの実施方法があり、性別や子どもの年齢、日常的に接している媒体などによっても効果的な方法表2が違うので、家族や本人と話し合うのがベストです。また当然ですが、家族の付き添いや声かけも不安を和らげる上で大きな効果を発揮します[2]。

　また、小児に特有の問題として、静脈ルートに対する拒否感や、そもそも静脈ルートを取りにくいということもあります。静脈ルート確保のために、まず経鼻などの経粘膜的な非侵襲的な方法で鎮静を始めるという方法は比較的よく行われます。このようなアプローチは全身麻酔と似ていますね。

 小児の PSA の適応と鎮静深度の例

鎮静深度	適応
浅い・不安除去*	CT、MRI などの画像検査、縫合処置、腰椎穿刺
中等度	脱臼・骨折整復、ヘルニア整復、消化器内視鏡、歯科治療
深い	除細動

＊患児の理解度などによって、PSA を行わずに実施することが可能な場合もある

表2 子どもの注意を処置からそらして快適に受けてもらう方法

- 好きな音楽
- ビデオゲーム
- アニメなどの動画
- バーチャルリアリティ
- 本や絵本

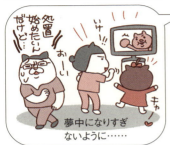
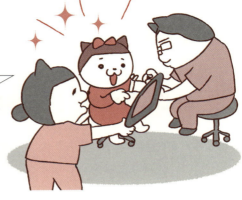

子どもは小さな大人ではない

 子どもの気道の解剖とか生理学的なことって全然違うじゃないですか。それもストレスなんですよねー。

 そうやな。子どもは舌が大きかったり、喉頭蓋が大きくてしなやかだったり、解剖学的にも大きく違う。それに、気道半径が小さいから、少しの浮腫や分泌物で狭くなり、気道抵抗が劇的に高まる。

 そうなんですよね。

 頭部も成人に比べて大きいから、普通に横になった状態では、気道が閉塞することもある。シンプルなバッグバルブマスクによる換気でも、全然違う。

 恐ろしい。

そして、投与量も大きく違う。薬剤でやったときのように、プロポフォールを単独で使用する場合は、健康な成人だと1mg/kgが標準的な投与量や。小さな子どもの場合は、その量だと不十分なことが多い。

え？

子どもの解剖、生理学的な特徴

子どもの解剖や生理学は成人と大きく異なり、PSAでもその違いは重

表3 PSAにおける子どもと成人の解剖、生理学上の重要な違いと対策

	違い	対策
気道	2歳までは、大人の気道の解剖と大きく異なり（例：舌が大きく、喉頭蓋が大きくてしなやか）、その後は徐々に大人と同様に変わっていく	舌が大きいことは挿管困難のリスク。ミラー型（直型）の喉頭鏡で喉頭蓋を直接展開するのが一般的。バッグバルブマスクで対処が難しい場合は、気管挿管にこだわらずに、i-gel®などの声門上器具で一時的に対処することも考慮する*
呼吸	新生児や乳児は鼻呼吸による換気に依存している。また呼吸抑制発生から低酸素血症になるまでの時間も成人に比べて圧倒的に短い（1章4参照）	経鼻カニュラなどによる前酸素化、経鼻的なカプノグラフィによる換気モニタリング、サチュレーションモニターによる酸素化のモニタリングの3つが重要。低酸素のハイリスク患者におけるネーザルハイフローの効果が複数のランダム化試験で示されている[3]
循環	一回心拍出量の予備能が弱く、心拍出量は脈拍数に強く依存している。しかし、小児は成人に比して副交感神経優位のため徐脈になりやすい	プロポフォールやデクスメデトミジンなどは徐脈を起こしやすい。徐脈発生時は、原因となっている因子（例：低酸素）を改善しつつ、アトロピンを投与
代謝	新生児や乳児では、体重あたりの細胞外液量が多く、蛋白結合能が低い。しかし、肝腎代謝は成人に比べて未発達なため、薬剤の半減期は延びる傾向にある	プロポフォールなどの薬剤は、体重あたりで比べると成人より必要な投与量が大きくなることが多い。3～4歳までは鎮静導入に3～4mg/kgの投与量が必要になることも多い[4]（年齢が増すと、体重あたりの必要量は減っていく）

＊器具のサイズは子どもの大きさによって変わるため、PSA実施前に子どもの大きさに合ったものを準備しておく。想定よりも一つ大きいサイズと、一つ小さいサイズの器具を揃えておくことが重要。

要です 表3。特に、2〜3歳までは成人との違いが顕著であるため、入念な準備と対策が必要です。PSAの準備物品に関しては基本的に同じですが、サイズが合わないとすべてがうまくいかないため、事前にバッグバルブマスクなどはサイズが合っているか確認しておく必要があります。また、いざという時に必要になる気道管理の器具などに関しては、想定よりも一つ大きいサイズと、一つ小さいサイズの器具も揃えておきましょう。備えあれば憂いなし。

子どもは大人と比べて後頭部が大きいため、年齢によってベストなポジションが異なります 図1、2。外耳道と肩の前部を通る線を基準にすることで、最適な気道アライメントが判断できます。年長児や成人では頭の下に枕を置くのに対して、乳児では肩の下に枕を置くことで気道のアライメントが揃い、気道が開通しやすくなります。

小児における絶飲食の考え方は、第1章でも扱ったように2-4-6ルール 表4 が基本です。つまり、清澄水2時間、母乳は4時間、人工乳あるいは固形物は6時間前までという考え方です。

緊急時のPSAで上記が叶わない場合は、鎮静深度を浅くしたり、事前に制吐剤を投与したりするなどの対処を行います。表4の絶飲食の目安は

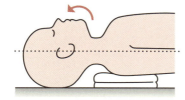 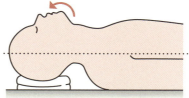

頭部が相対的に大きいため、タオルなどを肩の下に置くと気道が開通しやすい。ただし、やりすぎると逆効果になってしまうため気をつける。

タオルなどを頭部の下に置くことでsniffing positionが取れることが多い。

図1 小児と成人での最適な気道アライメントを揃える方法の違い（文献5を参考に作成）

悪い例	良い例

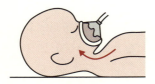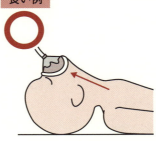

- マスクの密着を良くしようとして、マスクを強く押すことで頸部が屈曲し、気道が閉塞してしまう
- 速すぎるペースでバッグを押してしまい、十分な呼気時間が確保されない

- 軽い伸展位によって気道が開通（意識が完全にない場合は、経口エアウェイを挿入）
- バッグバルブマスクによる換気を、①圧迫、②開放、③開放のリズムで実施

図2 マスク換気時のポジショニングの比較（文献5を参考に作成）

表4 PSA前の小児の絶飲食時間（文献6を参考に作成）

経口摂取物	絶飲食時間[*1]
清澄水[*2]	2時間
母乳	4時間
牛乳、粉ミルク、人工乳	6時間
軽食[*3]	6時間

*1：患者の病態によっては、より長い絶飲食時間を必要とする
*2：清澄水（セイチョウスイ）とは、水、茶、果肉を含まない果物ジュース、ミルクを含まないコーヒー、スポーツドリンクなどの非炭酸飲料水
*3：大量の食事、脂肪分を多く含む食物、肉、魚などは胃排泄時間が遷延するため、より長い絶飲食時間を必要とする

ほとんどが全身麻酔のエビデンスに基づいており、PSAでは誤嚥のリスク自体は極めて低いと考えられています。そのため、PSAにおいては、緊急の処置が必要であれば、絶飲食の時間を理由に処置の時間を遅らせることは基本的にはありません[7]。

小児のPSAはそもそも安全？

 そもそも小児のPSAって安全なんですか？

 良い質問やな。

 エッヘン！

 適切に行えば極めて安全であることが、膨大な量の研究が示していて、重篤な合併症は少ない。

 それはよかった。

 ただ、マイナーな合併症はそれなりの頻度で発生するし、成人の合併症ともタイプが違うことがあるから注意が必要なんや。

 と言うと？

 成人のPSAで一番多い合併症はなんやった？

 呼吸関係ですよね。

 その通り。小児PSAでも低酸素などの呼吸器系の合併症は多いからモニタリングと合併症対策の準備が必要やけど、実は一番多いのは別の合併症や。

 え！？

小児のPSAで最も多い合併症とは？

　小児のPSAで最も多い合併症は、実は嘔吐です[8]。もちろん低酸素などの呼吸器関係も多く、研究によっては嘔吐と呼吸器関係の合併症の発生率が同じ[9]というものもありますが、やはり成人と比べて嘔吐が多いのは間違いありません 表5 。

　子どもは調子が悪いと吐きます。小児の消化管は発達途中にあり、胃食道逆流症のような状態になりやすいという特徴があることが一つの理由です。また、嘔吐反射は延髄の嘔吐中枢によって高度に調整されていますが、神経系が発達途中であるため、嘔吐が誘発されやすいという理由もあります[10]。特にお腹の調子が悪くなくても、大泣きした後に吐いてしまう子は珍しくありません（筆者の息子も保育園の時はよく吐いていたので、出か

表5 救急外来における小児のPSAによる合併症の種類と発生率〔Bellolioらのメタ解析論文[8]をもとに筆者作成〕

	PSA実施率あたりの推定発生率（%）	下限95%CI	上限95%CI
興奮	1.79	1.22	2.37
無呼吸	0.71	0.32	1.10
誤嚥	0.00	0.00	0.14
徐脈	0.45	0.09	0.81
BVMや経口エアウェイの使用、陽圧換気などの介入	0.50	0.23	0.76
低血圧	0.22	0.00	0.43
低酸素血症	1.48	1.02	1.93
挿管	0.04	0.00	0.08
喉頭けいれん	0.29	0.11	0.47
嘔吐	5.55	4.52	6.58

BVM：バッグバルブマスク、CI：信頼区間

ける時は妻と一緒にいつも紙袋を持参していました）。小児の PSA を行う時は、吐くかどうかではなく、いつ吐くのか、つまり if ではなく、when だと考えて準備することが大事です。吐いた場合は、側臥位にして、必要に応じて吸引を行えばいいので、慌てる必要はありません。ケタミンの項でも触れましたが、ケタミンは特に嘔吐を誘発しやすく、解離状態から回復しつつある時に嘔吐が多いので、処置が終わっても油断しないようにしましょう。

「小児は白き糸のごとし」などと言われ、子どもは生まれた時は、真っ白な糸でなんとでも染まるとされています。もともと病院嫌いな子どもはいません。しかし、痛い思いや怖い思いをする中で、病院が嫌いになっていく場合があります。子どもが快適に処置を受けて帰宅できるようにいろいろと工夫したいものです。

Column

保護者への事前の説明

　小児における PSA で重要なファクターが、保護者への説明です。嘔吐、鎮静前後の不穏、ケタミンによる体動や発声などを事前に説明しておくと、保護者からは預言者かのように信頼が得られます。しかし、発生してから説明しても苦し紛れの言い訳にしか聞こえません。PSA 開始まで保護者がベッドサイドにいてくれることは、子どもの不安をとる意味で有効です。PSA 開始後も、保護者が希望すれば、処置中に同席してもらうとよいのですが、処置と PSA に直接関わるスタッフ以外の、看護主任やベテランの医師などが保護者に寄り添う体制がベストです。PSA 開始前に、保護者がどうしたいかを聞いておくとよいでしょう。

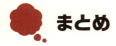 **まとめ**

　小児ではPSAの適応となるシチュエーションが多いですが、小児におけるPSAでも原理・原則は同じです。しかし、成人とは解剖や生理学的に大きく異なる点があるため、準備や薬剤選択や投与量には注意が必要です。

Point

- 子どもでもPSAの原理・原則は同じ
- 子どもの解剖や生理学は成人と大きく異なる
- PSA実施前には、子どもの大きさに適した器具を準備するとともに、想定サイズより一つ大きいものと一つ小さいものを揃えておく
- 子どものPSAでは、嘔吐が多い

引用・参考文献

1) Gates, M. et al. Digital Technology Distraction for Acute Pain in Children: A Meta-analysis. Pediatrics. 145 (2), 2020, e20191139.
2) Sinha, M. et al. Evaluation of nonpharmacologic methods of pain and anxiety management for laceration repair in the pediatric emergency department. Pediatrics. 117 (4), 2006, 1162-8.
3) Thiruvenkatarajan, V. et al. Effect of high-flow nasal oxygen on hypoxaemia during procedural sedation: a systematic review and meta-analysis. Anaesthesia. 78 (1), 2023, 81-92.
4) van Dijk H. et al. Age-Stratified Propofol Dosage for Pediatric Procedural Sedation and Analgesia. Anesth Analg. 136 (3), 2023, 551-8.
5) Calvin A. Brown, III et al. The Walls Manual of Emergency Airway Management, 6th edition. Wolters Kluwer, 2022.
6) 日本小児科学会・日本小児麻酔学会・日本小児放射線学会．MRI検査時の鎮静に関する共同提言改訂版．日本小児科学会雑誌．124 (4), 2020, 771-805.
7) Green, SM. et al. Unscheduled Procedural Sedation: A Multidisciplinary Consensus Practice Guideline. Ann Emerg Med. 73 (5), 2019, e51-e65.
8) Bellolio, MF. et al. Incidence of adverse events in paediatric procedural sedation in the emergency department: a systematic review and meta-analysis. BMJ Open. 6 (6), 2016, e011384.
9) Bhatt, M. et al. Sedation Safety Study Group of Pediatric Emergency Research Canada (PERC). Risk Factors for Adverse Events in Emergency Department Procedural Sedation for Children. JAMA Pediatr. 171 (10), 2017, 957-64.
10) Shields, TM. et al. Vomiting in Children. Pediatr Rev. 39 (7), 2018, 342-58.

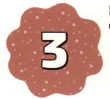

3 消化器内視鏡―太平洋のように大きくマリアナ海溝のように奥が深いPSA

機会が増えている消化器内視鏡のPSA

 最近はPSAを用いて快適に消化器内視鏡が受けられるところが多いですね。

 一昔前に消化器内視鏡といえば、患者さんが我慢するのが基本やった。そして、そうならないように内視鏡の先生が早くキツくないように終わらせるのが腕の見せどころという側面はあった。それもだいぶ変わった。

 病院で一番PSAをやっているのが消化器内視鏡室じゃないかというぐらい、頻度が多いですもんね。

 そうやな。実際にPSA下に消化器内視鏡を行う機会は増えているし、鎮静に関連する合併症も報告されている。

 そうなのですね。

 基本的に消化器内視鏡に対してPSAをするのは安全だし、重篤な合併症は極めて少ない。ただ、消化器内視鏡は本当に扱う範囲が広いし、対象となる患者さんも多様やから、そこに気を付ける必要がある。

 確かにそうですね。

健康な人に行うスクリーニングの消化器内視鏡と、肝硬変で上部消化管から出血している患者に対する静脈瘤のクリッピングでは、難しさもストレスも全然違う。同じ太平洋と言っても、ジャワ島沖の浅くて暖かいところから、マリアナ海溝の沖深く寒くて暗いところまでいろいろあるように多様や。

よくわからない例えですが、リスクが高くて難しい処置は、患者さんのストレスも大変ですし、医療者側も緊張しますね。

その通り。そこでポイントになるのが、麻酔科医にコンサルトしたほうがいい症例とタイミングや。

麻酔科医にコンサルトしたほうがよい症例とタイミングとは?

消化器内視鏡の実施時にPSAを行うケースは増えており[1]、消化器内視鏡PSAに関してはガイドラインも整備されています。欧米では、消化器内視鏡PSAに関するガイドラインである米国消化器内視鏡学会（ASGE）のガイドライン（2018年改訂）[2]が頻繁に引用されます。また、2024年に英国消化器学会も消化器内視鏡PSAに関するガイドライン[3]を改訂しています。日本では、日本消化器内視鏡学会主導のもと、日本麻酔科学会と共同でガイドラインを作成しており、最新のエビデンスに基づいて2020年に改訂されています[4]。日本語と英語の両方で無料公開されているすばらしいガイドライン[5]です。

消化器内視鏡のPSAも他のPSAと基本的な原則は同じで、事前評価、モニタリング、インフォームドコンセントなどが重要です。基本的に安全であるとされている消化器内視鏡のPSAですが、**重篤な既往症があったり、気道困難が想定されたりする症例**は麻酔科医にコンサルトしたほうがよいと考えられています 表1。

ASA-PS分類Ⅲでコンサルトすべきなのか、それともⅣ以上なのかはガイドラインや国・地域によって異なります。また、ERCP（endoscopic

表1 麻酔科医にコンサルトしたほうがよい症例

高リスク患者
- ASA-PS 分類 IV 以上*、困難な内視鏡手技、気道閉塞のリスクが高い（例：頭部顔面の奇形、舌・咽頭・後頭の腫瘍、重度の頸椎可動制限、開口障害＜3cm、マランパチ分類3以上、舌-顎の距離＜4cm）

深鎮静や全身麻酔
- 目標深度が生体防御反応に影響を及ぼすような鎮静深度

＊ASA-PS 分類III以上でコンサルトすべきというガイドラインもある。

retrograde cholangiopancreatography、内視鏡的逆行性胆管膵管造影）や ESD（endoscopic submucosal dissection、内視鏡的粘膜下層剥離術）のように、処置自体が長いと、リスクが高くなります。特に、不動が必要になる処置は深鎮静が必要になるためハイリスクです。

　多くの麻酔科医にとって、内視鏡室などを含むオペ室以外の場所は、物品の場所がわからず、日頃一緒に働いているスタッフもいません。つまり、ホームではなくアウェーの環境です。多くのサッカーチームがアウェーでは日頃の力が出せないように、麻酔科医もオペ室以外の場所を不得意とする人は珍しくありません。患者さんに何か合併症が発生したり、鎮静がうまくいかなかったりしてから呼ぶよりも、事前評価の時点でハイリスクであれば、**PSA 前**にコンサルトするのが大事です。

消化器内視鏡の PSA で必要なモニタリングとは？

消化器内視鏡って、他の処置と違って仰向けでないのが難しいですよね。それって PSA に影響しないのですか？

すばらしい点に気づいたな。

エッヘン！

消化器内視鏡では、上部でも下部でも体位変換が必要なことが多い。そこで問題になることの一つが、呼吸状態が観察しづらいということや。

確かに。仰臥位では胸郭の動きはわかりやすいですが、側臥位と腹臥位ではわかりにくいですね。

そうなんや。

でも酸素飽和度モニターを付けているから大丈夫でしょう。

バカ者！ 酸素飽和度モニターは酸素化の指標にはなるが、換気の指標にはならず、それに頼っていると呼吸抑制への対応が遅れると言っただろう。

あ、そう言えば！

カプノメータは消化器内視鏡 PSA に必要か？

　消化器内視鏡の PSA で多い合併症は、呼吸抑制、呼吸停止、低酸素などの呼吸器関係です[1]。1 章 8 で紹介したように、呼吸抑制が発生してから酸素飽和度が下がり始めるまで、平均 60 秒程度のタイムラグがあります。酸素を投与している症例では、そのタイムラグはより長くなり、呼吸抑制への対処が遅れることはよくあります。胸郭の動きなどで呼吸状態がよく観察できる時はいいですが、内視鏡の PSA ではそうはいかないことが多々あります。

　カプノメータは経鼻酸素投与をしながら使用でき、呼吸状態をモニタリングするのに便利なので、これまでも多くの臨床研究が行われています。健常者への上下部内視鏡検査で中等度の鎮静を行った場合、カプノメータは低酸素血症の発生率を下げなかったという研究がある反面、深鎮静での

内視鏡検査では低酸素血症の発生率を、32%（カプノメータなし）から18%（カプノメータあり）に低下させたという無作為化研究もよく引用されます[7]。他にも、ERCPやEUSに対するPSAにおいて、低酸素血症の発生率が69%（カプノメータなし）から46%（カプノメータあり）という無作為化研究もあります[8]。そのような研究を踏まえ、日本や米国消化器内視鏡学会のガイドラインにおいては、深鎮静における内視鏡検査ではカプノメータの使用を推奨しています。

実際問題として、使い慣れていない機材をハイリスクの時にのみ使用するというのは無理があります。中等度鎮静は油断するとすぐに深鎮静に移行することを考えると、施設の状況が許せば、中等度鎮静でもルーチンにカプノメータを使用してもよいのではと考えています。

発展する上部消化器内視鏡中に気道を維持する方法

上部消化器内視鏡では、気道の近くでデバイスを扱うため、どうしても誤嚥などのリスクが高くなります。1984年以降の文献を網羅的に調査した、PSA中の誤嚥に関する体系的レビューがあります。誤嚥による死亡例は9件のみ確認されており、そのうち8件は上部消化器内視鏡検査中に発生していました[8]。上部消化器内視鏡における鎮静をより安全にする方法は今でも模索が続いています。PSAとは直接関係ありませんが、内視鏡デバイスを通すことに特化した声門上デバイスが開発され、海外では使用されています[9]。今後もさらに研究が進めば、上部消化器内視鏡の鎮静がより安全になるかもしれません。

まとめ

PSAを用いた消化器内視鏡は機会が増え、標準的になりつつあります。原則は他のPSAとなんら変わりませんが、一口に消化器内視鏡といって

も短時間ですぐに終わる検査から、数時間かかる治療的なものまで多様です。また、肝硬変などのハイリスクの患者さんや出血している全身状態が悪い患者さんまでいるので、必要な時には麻酔科医へのコンサルトを早めに行いましょう。

💡 Point

● 消化器内視鏡の PSA も原理・原則は同じだが、長い時間の処置や体位変換が必要な場合が多いなどの違いがある

● 多い合併症は呼吸器関係

● カプノメータは、呼吸抑制を早期に検知し低酸素血症を予防するのに有用

引用・参考文献

1) 古田隆久ほか. 消化器内視鏡関連の偶発症に関する第 6 回全国調査報告：2008 年〜2012 年 までの 5 年間. Gastroenterol Endosc. 58, 2016, 1466-91.
2) ASGE Standards of Practice Committee; Early, DS. et al. Guidelines for sedation and anesthesia in GI endoscopy. Gastrointest Endosc. 87 (2), 2018, 327-37.
3) Sidhu, R. et al. British Society of Gastroenterology guidelines on sedation in gastrointestinal endoscopy. Gut. 73 (2), 2024, 219-45.
4) 後藤田卓志ほか. 内視鏡診療における鎮静に関するガイドライン（第 2 版）. 日本消化器内視鏡学会雑誌. 62 (9), 2020, 1635-81.
5) Gotoda, T. et al. Guidelines for sedation in gastroenterological endoscopy (second edition). Dig Endosc. 33 (1), 2021, 21-53.
6) Friedrich-Rust, M. et al. Capnographic monitoring of propofol-based sedation during colonoscopy. Endoscopy. 46 (3), 2014, 236-44.
7) Qadeer, MA. et al. Capnographic monitoring of respiratory activity improves safety of sedation for endoscopic cholangiopancreatography and ultrasonography. Gastroenterology. 136 (5), 2009, 1568-76.
8) Green, SM. et al. Pulmonary aspiration during procedural sedation: a comprehensive systematic review. Br J Anaesth. 118 (3), 2017, 344-54.
9) Tran, A. et al. LMA® Gastro™ Airway for endoscopic retrograde cholangiopancreatography: a retrospective observational analysis. BMC Anesthesiol. 20 (1), 2020, 113.

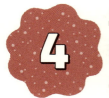

4 状況によって工夫が問われるPSAと各種ガイドライン

歯科や気管支鏡など、PSAが使われるシチュエーションはさまざまで工夫も多種多様

ローテーションで歯科を回ることにしました。

それは良いことやな。そのような自分が今後進む科と直接関係ない科で臨床を学べ。

歯科でもよく鎮静をしますよね。

そうやな。最近ではプロポフォールを使った鎮静なども行われるようになってきているのは本当に良いことや。歯科鎮静は実は歴史が古くて、それは19世紀まで遡る。アメリカ合衆国の歯科医師であったウィリアム・T・G・モートンが、ボストンで……

もう紙面がない……

え？

私にはどこからか神の声が聞こえてきて、そろそろ紙面が尽きてきたので、簡潔にまとめなさいと言っておられます。

えー！　では、読者の皆さんが勉強しやすいように、状況別で充実してきているPSAのガイドラインを紹介します。

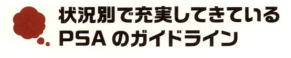 状況別で充実してきている PSAのガイドライン

　ここまで読んでいただき、ありがとうございました。この項が本書の最後になります。先ほどの項では、消化器内視鏡のためのPSAに関するガイドラインを紹介しました。頻繁に更新されているものだけでも、米国消化器内視鏡学会（ASGE）のガイドライン（2018年改訂）[1]、英国消化器学会ガイドライン（2024年改訂）[2]、日本の内視鏡診療における鎮静に関するガイドライン（2020年改訂）[3]があり、この分野での研究が進んできたことがわかります。

　PSAが一般的に使われるようになり、多くの分野でガイドラインが出版されてきています 表1 。これは日本でも例外ではありません。日本では、歯科鎮静において最初のPSAに関するガイドラインができました。以前より存在するMRI検査時の鎮静に関する共同提言も最近改訂され、それ以外にも、小児の鎮静や呼吸器内視鏡診療における鎮静の指針が続々と作られています。

　すべてのガイドラインにおいて、原理・原則は同じです。しかし、それぞれの分野での特殊性も存在するため、日頃から臨床上関わる分野のガイドラインを読んでおくことは恥ではないですし、実際に役に立ちます。

歯科治療におけるPSA

　例えば、本邦では最も古くから存在するPSAのガイドラインである「歯科診療における静脈内鎮静法ガイドライン」（初版2009年、改訂2017年）には、「歯科診療は術野と気道が同一部位であるという特殊性があり、開口器の使用により気道が狭くなったり、歯科用切削器具の使用により口腔内に貯留した水分が気管に流れ込みやすくなる」という記載があります。上記の理由により、基本的には中等度かそれより浅い鎮静が歯科診療におけるPSAでは基本で、上気道反射を残すことが重要です。そのため、あ

表1 国内のPSAガイドラインの代表例

名称	作成	該当領域	版(出版年)	ポイント
安全な鎮静のためのプラクティカルガイド[4]	日本麻酔科学会	全般	初版(2021)	包括的なPSAに関する指針。ASAのガイドラインに準じた内容
内視鏡診療における鎮静に関するガイドライン[3]	日本消化器内視鏡学会 日本麻酔科学会	消化器内視鏡	初版(2013) 第2版(2020)	3章3参照 薬剤選択やモニタリングに関する推奨もあり
呼吸器内視鏡診療における鎮静に関する安全指針[5]	日本呼吸器内視鏡学会	気管支鏡	初版(2023)	呼吸器内視鏡診療を対象とした安全指針で、リドカインの使い方などについても紹介
歯科診療における静脈内鎮静法ガイドライン[6]	日本歯科麻酔学会	歯科診療	初版(2009) 第2版(2017)	知的障害などの理由から拒否行動を起こす患者(児)に対する鎮静の難しさなどについても記載
MRI検査時の鎮静に関する共同提言[7]	日本小児科学会 日本小児麻酔学会 日本小児放射線学会	小児MRI検査	初版(2013) 第2版(2020)	「緊急時に磁場の及ばぬ検査室外に患者を移動して救命処置を行う」などのMRI特有の状況について記載
小児の鎮静・鎮痛ガイダンス[8]	日本小児救急医学会	小児救急	初版(2024)	緊急のPSAが多い小児救急という状況を対象としたガイドライン
婦人科癌小線源治療における鎮静鎮痛ガイドライン[9]	日本放射線腫瘍学会 日本麻酔科学会	婦人科癌小線源治療	初版(2020)	非麻酔科医による婦人科癌小線源治療時のPSA実施に関する具体的な処方・人員体制の例が記載されている

ガイダンス、指針、ポリシーなどと、ガイドライン以外の表現を用いられているものも含む。
表中のQRコードからアクセスできる(2025年1月時点の情報)。

えて深鎮静については上記ガイドラインでは詳しくは触れていません。

MRI 検査時の鎮静

同様のシチュエーションで特異的な例として、「MRI 検査時の鎮静に関する共同提言」(2020 年改訂) では、薬剤に頼らない鎮静方法 (例：新生児に対しておしゃぶりを吸わせたり，ショ糖溶液を内服させたりする方法) などの項目が改訂版で加わりました。これは、MRI で鎮静を必要とする対象は小児であることが圧倒的に多く、日本小児科学会・日本小児麻酔学会・日本小児放射線学会が共同で作成していることから理解できます。

呼吸器内視鏡診療における鎮静

気管支鏡では咳嗽反射が問題になることがあり、咽頭および気道のリドカイン噴霧による表面麻酔や咳嗽反射を抑える効果があるオピオイド系鎮痛剤の使い方が重要になります。「呼吸器内視鏡診療における鎮静に関する安全指針」(2023 年初版) では、リドカインの使い方などについて解説しつつ、「局所麻酔薬中毒への対応プラクティカルガイド」(日本麻酔科学会、2017 年)[10] の対応プロトコールも紹介しています。

「局所麻酔薬中毒への対応プラクティカルガイド」(2025 年 1 月時点)

 まとめ

鎮静の連続性や事前評価、モニタリングの重要性などの原則は各ガイドラインで共通していますが、それぞれのガイドラインには PSA が必要な処置に特有の課題や工夫が記載されています。紙面の都合上、詳細な説明は割愛しますが、ぜひ一度目を通してみてください。

Point
- 日本でも、状況別の PSA ガイドラインが充実してきている
- 臨床上よく関わる分野のガイドラインを読んでおくことは役に立つ

引用・参考文献
1) ASGE Standards of Practice Committee; Early, DS. et al. Guidelines for sedation and anesthesia in GI endoscopy. Gastrointest Endosc. 87 (2), 2018, 327-37.
2) Sidhu, R. et al. British Society of Gastroenterology guidelines on sedation in gastrointestinal endoscopy. Gut. 73 (2), 2024, 219-45.
3) 後藤田卓志ほか. 内視鏡診療における鎮静に関するガイドライン（第 2 版）. 日本消化器内視鏡学会雑誌. 62 (9), 2020, 1635-81. https://www.jstage.jst.go.jp/article/gee/62/9/62_1635/_pdf/-char/ja（2025 年 1 月閲覧）.
4) 日本麻酔科学会. 安全な鎮静のためのプラクティカルガイド. 2021 年 1 月制定, 2022 年 6 月改訂. https://anesth.or.jp/files/pdf/practical_guide_for_safe_sedation_20220628.pdf（2025 年 1 月閲覧）.
5) 日本呼吸器内視鏡学会. 呼吸器内視鏡診療における鎮静に関する安全指針. 2023 年 12 月. https://www.jsre.org/uploads/files/info/2401_shishin.pdf（2025 年 1 月閲覧）.
6) 日本歯科麻酔学会. 歯科診療における静脈内鎮静法ガイドライン〔改訂第 2 版 (2017 年)〕. https://minds.jcqhc.or.jp/common/wp-content/plugins/pdfjs-viewer-shortcode/pdfjs/web/viewer.php?file=https://minds.jcqhc.or.jp/common/summary/pdf/c00384.pdf&dButton=false&pButton=false&oButton=false&sButton=true#zoom=auto&pagemode=none&_wpnonce=3b871a512b（2025 年 1 月閲覧）.
7) 日本小児科学会・日本小児麻酔学会・日本小児放射線学会. MRI 検査時の鎮静に関する共同提言. 2020 年 2 月 23 日改訂版. https://www.jpeds.or.jp/uploads/files/20200416_MRI.pdf（2025 年 1 月閲覧）.
8) 日本小児救急医学会医療安全委員会ワーキンググループ監修. 小児の鎮静・鎮痛ガイダンス. 東京, 中外医学社, 2024.
9) 日本放射線腫瘍学会・日本麻酔科学会. 婦人科癌小線源治療における鎮静鎮痛ガイドライン: Guidelines of procedural sedation and/or analgesia for gynecological brachytherapy. 初版 2020 年 11 月 29 日. https://www.jastro.or.jp/medicalpersonnel/guideline/guidline_20201129.pdf（2025 年 1 月閲覧）.
10) 日本麻酔科学会. 局所麻酔薬中毒への対応プラクティカルガイド. 2017 年 6 月制定. https://anesth.or.jp/files/pdf/practical_localanesthesia.pdf（2025 年 1 月閲覧）.

索引

欧文・数字

ABCD ·················· 76
Age ·················· 44
　— over 55 years ·········· 48
Allergy ·················· 18
AMPLE ·················· 18
analgesia ·················· 10
ASA-PS 分類 ·········· 54、148
　—における緊急手術の扱い方 ········ 57
　—における妊婦や小児患者の分類例
　·················· 56
Concerned ·················· 94
Culture eats strategy for breakfast ···· 96
CUS 言葉 ·················· 94
Dose stacking ·················· 158
Event ·················· 23
HOP ·················· 34
HOP Killer ·················· 40
Hypotension ·················· 35
Larson 手技 ·················· 142
Last Meal ·················· 22
LEMONS ·········· 28、61、148
LMA が PSA カートに載っているわけ
　·················· 105
Look externally ·················· 27
Male ·················· 48
Mallampati ·········· 28、48
Mask Seal ·········· 44、48
Medications ·················· 20
MOANS ·········· 43、61、149
MRI 検査時の鎮静に関する共同提言
　·················· 247
Neck mobility ·················· 31

No teeth ·········· 45、48
Obesity ·········· 44、48
Obstruction ·········· 30、48
Obstructive　sleep apnea ·········· 48
Oxygenation ·················· 37
Past History ·················· 21
Ped-PADSS ·················· 126
pH ·················· 37
Pregnancy ·················· 21
Procedural sedation and analgesia ····· 8
PSA ガイドラインの代表例 ·········· 247
PSA 後に安全に退室できるかのチェックリ
　スト ·················· 126
PSA 後の退院時の注意事項 ·········· 131
PSA 終了後のディスポジション ·········· 69
PSA と各種ガイドライン ·················· 245
PSA における鎮静と鎮痛の関係········ 65
PSA におけるモニタリングのタイプとその
　頻度 ·················· 78
PSA におけるモニタリングのまとめ ····· 77
PSA に適している薬剤 ·················· 154
PSA によく用いられる薬剤の鎮静と鎮痛
　作用 ·················· 70
PSA による合併症の大きな分類と具体例
　·················· 136
PSA の合併症の頻度 ·················· 138
PSA の監視専任者になるために必要な技
　術と知識 ·················· 99
PSA の計画立案 ·················· 64
PSA の準備物品チェックリスト ········ 103
PSA の準備も実施も、原則は全身麻酔と
　同じ ·················· 107
PSA の専用カート ·················· 103
PSA は最低 2 人で実施 ·················· 88

PSA 前のコミュニケーション……… 109
PSA 前の小児の絶飲食時間………… 234
PSA 前のタイムアウトの例………… 115
PSA や処置自体のリスク、代替案を説明
　……………………………………… 71
Radiation ……………………………… 48
Restriction…………………………… 48
ROMAN ……………………………… 48
Safety………………………………… 94
Saturation …………………………… 32
sedation ……………………………… 10
Stiff lungs …………………………… 45
Uncomfortable ……………………… 94
2 回チャレンジルール ……………… 92
3-3-2 ルール………………………… 28
4 つの鎮静深度は連続する ………… 11

あ

アシドーシス ………………………… 227
安全な PSA の実施に必要なステップと内
　容 …………………………………… 147
安全な鎮静のためのプラクティカルガイド
　……………………………… 119、247
意識の評価 …………………………… 86
痛みに対するマネジメント ………… 173
インフォームドコンセントの重要性 …… 73

か

解離性鎮静 …………………………… 14
解離性麻酔薬 ………………………… 209
下顎挙上法 …………………………… 140
過鎮静 ………………………………… 136
合併症の発生率 ……………………… 138
合併症は起こるものと考えてモニタリング
　を行う ……………………………… 75
カプノメータ ………………………… 242
　—が必要な時 ……………………… 85
　—の使い方 ………………………… 80

　—の波形 …………………………… 80
　—と診断 …………………………… 84
換気困難 ……………………………… 48
監視専任者 …………………………87、97
患者さんが鎮静前の状態に完全に戻るまで
　が PSA …………………………… 133
患者さんと家族に説明する ………… 130
気管挿管の準備が必要なわけ ……… 106
気管挿管の難しさを予測する ……… 27
拮抗薬 ………………………………… 216
気道アライメント …………………… 233
気道困難 ……………………………… 240
局所麻酔薬中毒への対応プラクティカルガ
　イド ………………………………… 248
極めて短い処置のための PSA……… 196
緊急 PSA …………………………… 224
緊急処置 ……………………………… 23
緊急の処置における絶飲食時間 …… 24
ケタミン ……………………………… 208
　—とプロポフォールの特徴比較 …… 214
　—による合併症とその予防策……… 210
　—の投与方法と薬理学的特徴……… 212
　—の利点と欠点 …………………… 210
血圧低下 ……………………………… 185
血管内脱水 …………………………… 36
ケトフォール ………………………… 213
　—の投与方法 ……………………… 214
原則は少量をゆっくりと投与 ……… 165
効果持続時間 ………………………… 155
喉頭けいれん ………………………106、141
　—のハイリスク …………………… 142
誤嚥 …………………………………… 136
呼吸器内視鏡診療における鎮静に関する
　安全指針 …………………… 206、247
呼吸性アルカローシス ……………… 38
呼吸モニタリング …………………… 78
呼吸抑制 ……………………………139、185
　—や無呼吸に対する対処 ………… 140

骨折の整復処置 …………………… 65
子どもと成人の解剖、生理学上の重要な違
　いと対策 ……………………… 232
子どもの PSA は適応が多い ………… 229
子どもの注意を処置からそらして快適に受
　けてもらう方法…………………… 231
コミュニケーションの重要性 ………… 113

さ

最大効果発現時間…………………… 155
作用発現時間……………………… 155
歯科診療における静脈内鎮静法ガイドライ
　ン ………………………………… 247
歯科治療における PSA ……………… 346
実際の投与量 ……………………… 164
修正 Aldrete スコア ………………… 127
修正版 PADSS……………………… 126
重篤な既往症 ……………………… 240
重度のアルコール離脱症の管理 ……… 200
手術室外における侵襲的な処置の前のタイ
　ムアウト ………………………… 119
循環動態を安定させ、痛み・不安に配慮す
　る ………………………………… 226
消化器内視鏡 ……………………… 239
　―の PSA で必要なモニタリング ……241
静注用と筋注用で濃度が異なるケタミンの
　バイアル ………………………… 211
小児の PSA ………………………… 229
　―で最も多い合併症 ……………… 236
　―の適応と鎮静深度の例 ………… 230
小児の鎮静・鎮痛ガイダンス ………… 247
上部消化器内視鏡中に気道を維持する方
　法 ………………………………… 243
処置後評価 ………………………… 147
処置時の鎮静・鎮痛 ………………… 8
　―が行われる場所と処置の例 ………11
処置終了後の呼吸抑制 ……………… 124
処置終了後は魔の時間 ……………… 123

処置前評価 ………………………… 147
ショック状態 ……………………… 227
セロトニン症候群 ……………… 20、206

た

待機処置 …………………………… 23
退室基準 …………………………… 125
代謝性アシドーシス ………………… 38
タイムアウト ……………………… 107
チオペンタール……………………… 192
　―の投与方法と特徴 ……………… 194
鎮静・鎮痛作用と作用発現時間 …… 168
鎮静作用と鎮痛作用がある薬剤 …… 169
鎮静作用のみがある薬剤…………… 169
鎮静実施者が処置実施者と話す際のポイン
　ト ………………………………… 111
鎮静深度の定義と処置の例 …………12
鎮静深度はダイナミックに変化する ……14
鎮静と鎮痛は分けて考える ………… 167
鎮静不十分 ………………………… 136
鎮静をする際の絶飲食の扱い ……… 225
鎮痛作用がある薬剤 ……………… 169
鎮痛も鎮静も同時に可能 …………… 208
追加投与は最大効果発現時間を待ってから
　………………………………………… 158
低血圧 ……………………………… 136
デクスメデトミジン ………………… 198
　―の投与方法 …………………… 199
　―の特徴 ………………………… 199
　―の利点と欠点 ………………… 199
投与量は理想体重に基づいて ………161
投与量や投与法が鎮静深度を決定する
　………………………………………… 13
投与量を計算するコツ ……………… 162

な

内視鏡診療における鎮静に関するガイドラ
　イン ……………………………… 247

ナロキソン ………………………… 219
　―の投与方法 …………………… 220
日本の救急外来における PSA の多施設観
察研究 ……………………………… 60
望ましい絶飲食時間 ……………… 23

は

バッグバルブマスクによる換気補助 …… 42
パルスオキシメータ ……………… 78
バルビツール系鎮静剤 …………… 192
　―の使いどころ ………………… 196
　―の利点と欠点 ………………… 194
　―を推奨しない理由 …………… 193
ピーク時間 ………………………… 155
ひげの患者に対するドレッシング材を用い
た方法 ……………………………… 49
フェンタニル ……………………… 201
　―の投与方法 …………………… 202
　―の特徴 ………………………… 201
　―の利点と欠点 ………………… 202
婦人科癌小線源治療における鎮静鎮痛
ガイドライン …………………… 247
フルマゼニル ……………………… 216
　―の投与方法と薬理学的特徴 …… 219
　―を使用すべき状況とそうでない状況
………………………………………… 217
プロポフォール …………………… 184
　― VS ミダゾラム ……………… 185
　―注入症候群 …………………… 190
　―では大豆アレルギーや卵アレルギーは
禁忌？ ………………………… 188
　―とミダゾラムの比較 ………… 187
　―の投与方法と薬理学的特徴 …… 186
　―の特徴 ………………………… 185
　―の利点と欠点 ………………… 186
米国におけるオピオイド戦争とナロキソン
………………………………………… 221
米国麻酔科学会 …………………… 53

ベンゾジアゼピン系 ……………… 176
ペンタゾシン ……………………… 203
　―の投与方法 …………………… 205
保護者への事前の説明 …………… 237

ま

麻酔科医にコンサルトしたほうがよい症例
とタイミング …………………… 240
マスク換気時のポジショニング …… 234
麻薬拮抗性鎮痛薬 ………………… 203
マランパチ分類 …………………… 30
ミダゾラム ………………………… 175
　―の欠点 ………………………… 177
　―の投与方法と薬理学的特徴 …… 176
　―の特徴 ………………………… 176
　―を他剤と併用するときの注意 …… 178
モニタリング ……………………… 147

や

予定外の処置時の鎮静 …………… 225
予防的に酸素を投与 ……………… 85

ら

リスクが高い患者における PSA の計画
………………………………………… 67
理想体重と投与量 ………………… 162
理想体重の計算方法 ……………… 161
レミマゾラム ……………………… 180
　―のエビデンスと苦手な分野 …… 182
　―の投与方法と薬理学的特徴 …… 181
　―の特徴 ………………………… 181

253

著者略歴

乗井 達守（Tatsuya Norii）

米国ニューメキシコ大学医学部救急部 Associate Professor（准教授）、
ニューメキシコ大学病院 Associate Chief Data Officer（副最高データ責任者）

2007 年、佐賀大学医学部卒業。健和会大手町病院での初期研修、在沖縄米国海軍病院におけるインターンシップ、米国ニューメキシコ大学病院での救急研修、チーフレジデントを経て、2014 年よりニューメキシコ大学病院指導医。米国救急専門医、米国 Clinical Informatics 専門医。2021 年より現職。

ILCOR（International Liaison Committee on Resuscitation）BLS タスクフォースメンバー
AHA（American Heart Association）蘇生ガイドライン ワーキンググループメンバー
日本蘇生協議会 JRC 蘇生ガイドライン 2025 編集委員
セデーション研究会前代表
MOCHI（multi-center observational choking investigation）研究班共同代表
https://www.mochiregistry.com/

編著書に「処置時の鎮静・鎮痛ガイド」（医学書院）ほか。共著に「Harwood-Nuss' Clinical Practice of Emergency Medicine」「The Walls Manual of Emergency Airway Management」など。雑誌「プレホスピタル・ケア」にて「知りたい！ 米国 EMS の役割について」を連載中。

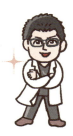

本書をお読みいただき、ありがとうございます。「処置時の鎮静・鎮痛」は患者さんが処置を楽に受けられるための切り札です。シミュレーションやケーススタディで学びを深めたい方は、セデーション研究会の Web サイト（http://psa-society-japan.kenkyuukai.jp/information/）をご覧ください。またお会いできるのを楽しみにしています。

本書は、小社刊行の専門誌『Emer-Log』連載「患者さんも医療者もラクになる！処置時の鎮静・鎮痛」をまとめて大幅に加筆・修正し、単行本化したものです。

ねころんで読める処置時の鎮静・鎮痛
－患者も医療者もラクになる！
米国式 PSA ガイド

2025年4月5日発行　第1版第1刷

著　者	乗井　達守
発行者	長谷川　翔
発行所	株式会社メディカ出版
	〒532-8588
	大阪市淀川区宮原3-4-30
	ニッセイ新大阪ビル16F
	https://www.medica.co.jp/
編集担当	細川深春
編集協力	荒川　実／佐藤麻江子
装　幀	市川　竜
イラスト	藤井昌子／福井典子
組　版	株式会社明昌堂
印刷・製本	日経印刷株式会社

© Tatsuya NORII, 2025

本書の複製権・翻訳権・翻案権・上映権・譲渡権・公衆送信権
（送信可能化権を含む）は、（株）メディカ出版が保有します。

ISBN978-4-8404-8800-6　　Printed and bound in Japan

当社出版物に関する各種お問い合わせ先（受付時間：平日9：00〜17：00）
●編集内容については、編集局 06-6398-5048
●ご注文・不良品（乱丁・落丁）については、お客様センター 0120-276-115